シリーズ
ケアをひらく

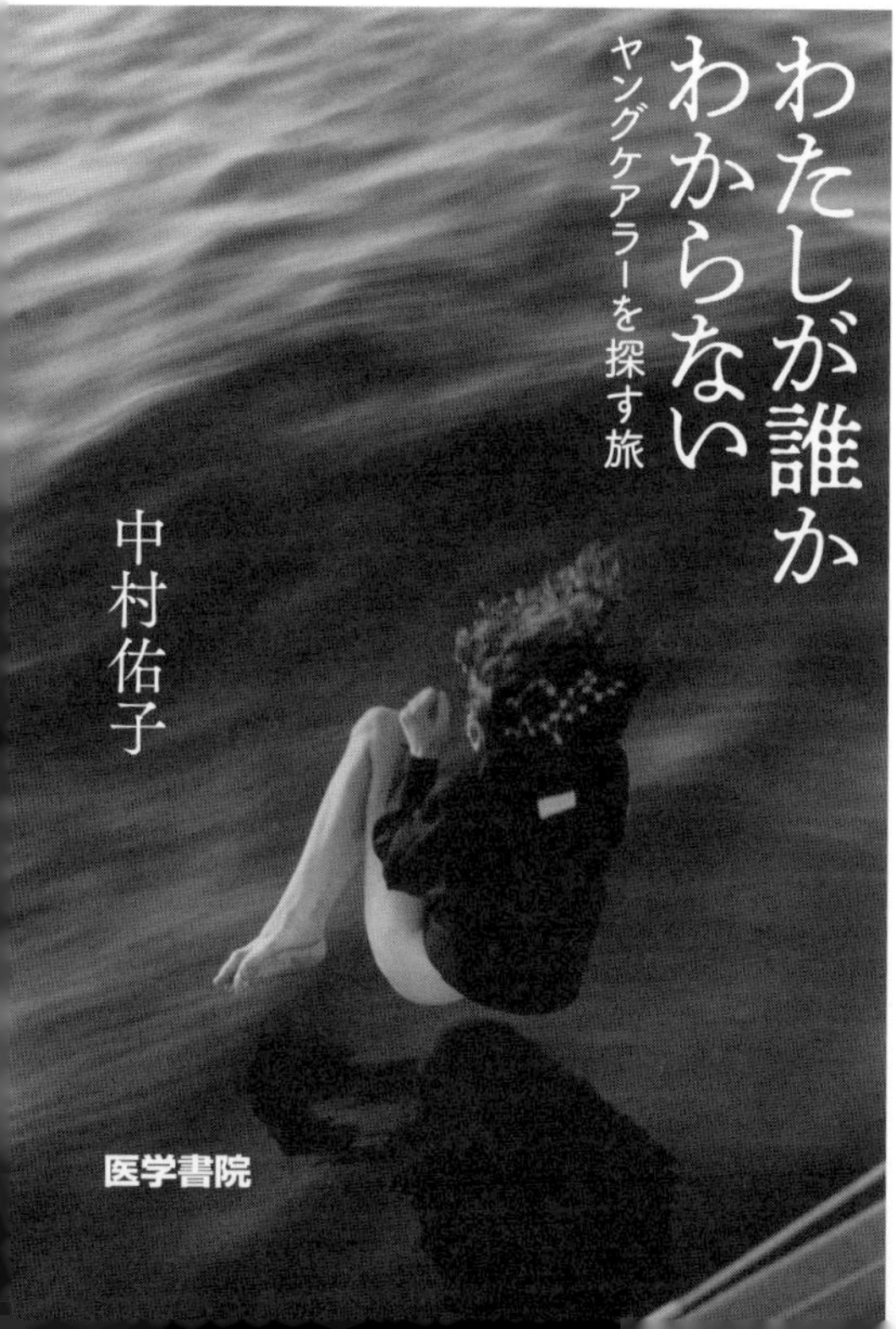

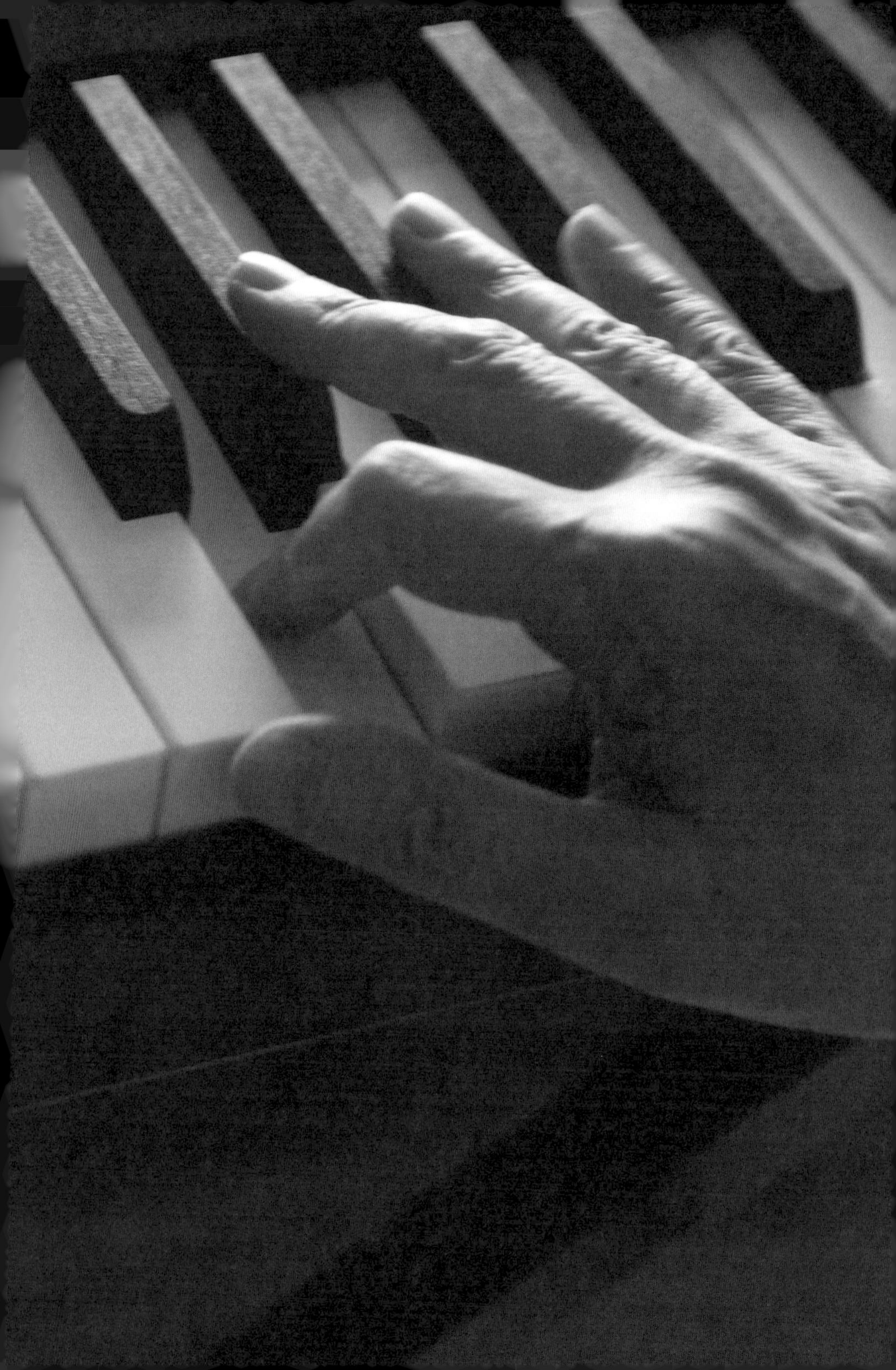

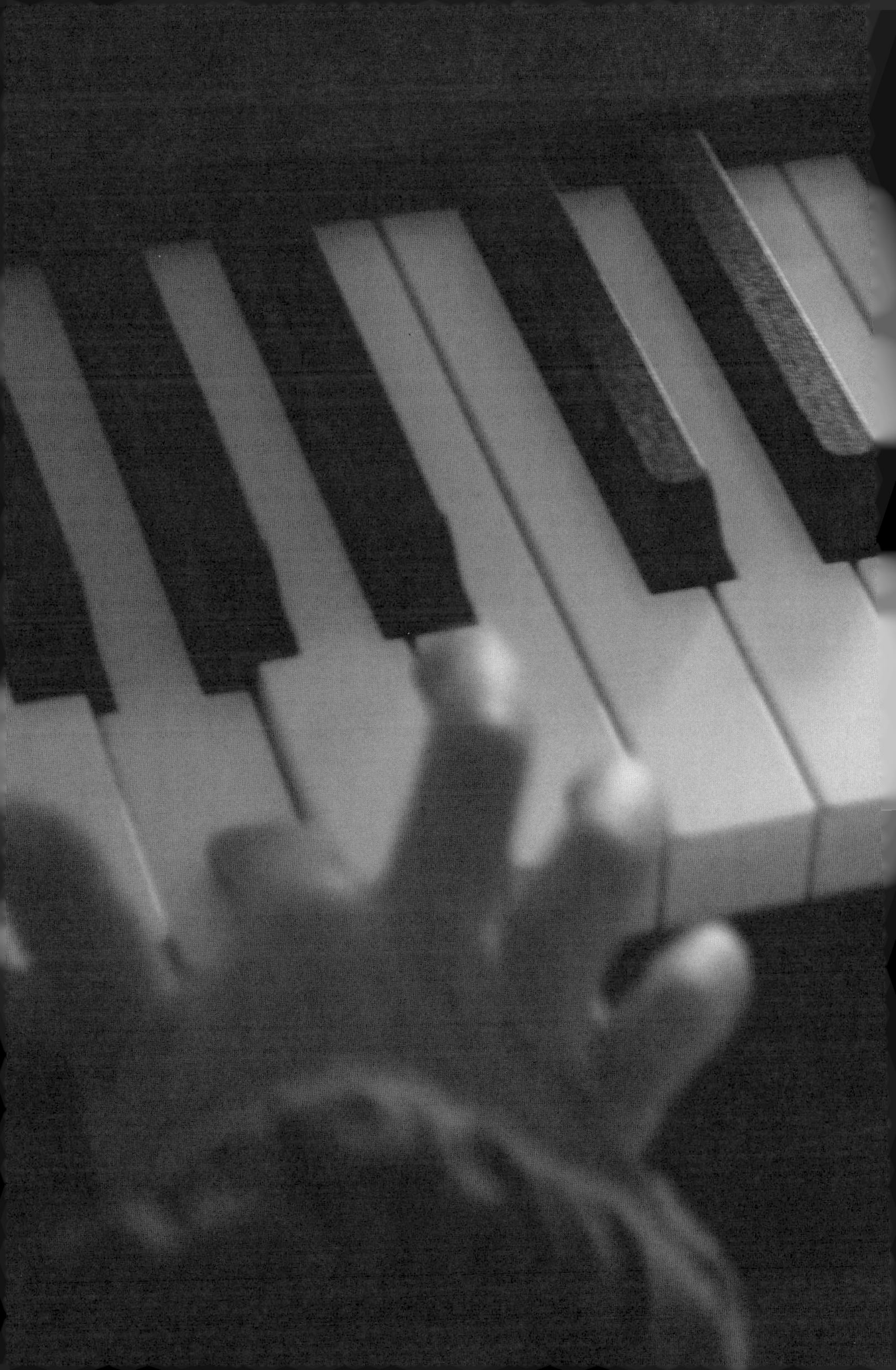

はじめに

思えばわたしは、作り手として、書き手として、「家族の病」というものにだんだんと近づいていったように思う。

前作『マザリング 現代の母なる場所』の最終章では、初めて母の精神科疾患のことを書いた。その前の映画作品では、母の「病」としか言えなかったし、それ以前は言葉にしようとも思っていなかった。

自分の心奥をのぞきこんでみると、どうしてもそこに行き着き、いまでもわたしの日常は、母の病の上がり下がりによって、風見鶏のように左右に揺れる。その幼いころからの現実に、言葉によって再帰するようにたどり着いただけだ。

もしかしたらここまで読んだ方は、私が母を恨んでいたり、たいそう困っていたりすることを書くのだろうと思われるかもしれない。しかし、そうではない。わたしはいまでも母を恋うる気持ちがあるし、それは「だからこそ」の感情だろうと思う。

わたしのように幼いころから病の家族につきあう子どものことを、昨今、急に世の中に躍り出た言葉をつかうなら「ヤングケアラー」という。世間では、ヤングケアラーを支援せよ、といわれる。ひとりで抱えさせずに、支援の手を与えなければいけない。彼女／彼たちに、自分たちのための時間を、学習の、習いごとの、友人たちとの遊びの時間を確保しなければいけない。

もちろんこれらは正しい。社会的課題としては当事者に選択肢を与え、外的な逃げ場をつくって解決しなければならないだろう。

しかし、そこにヤングケアラー当事者の本当の感情は響いているだろうか。どこか置いてきぼりであるようにわたしは感じていた。そもそもヤングケアラーと自分が名づけられるとは、これまでの人生でまったく思っていなかった。自分が何かの当事者であるとは、露ほども思っていなかったのだ。

世界はいま、さまざまな当事者であふれている。みな何がしかの当事者である「当事者の時代」に入ったのだろう。しかし、突然登場してきた言葉で自分の、自分だけの過去の記憶を定義されることへの戸惑いを抱える人もまたいるのではないか。その白黒つけられない、グレーな、はざまの、淡い色調を、一つひとつ書き起こしたいと思った。

この本では、病の家族に付き添う時間とはどういうものなのか、つまりヤングケアラーの内的時間とはどういうものかを書いている。葛藤と喜び、苦しみと快楽、引き裂かれてゆく感情の双方の極を書きたいと思った。さらに病気を抱える家族のケアといっても身体的な疾病ではなく、とくに精神疾患に限って考えてみたい。

わたしはまず、母に付き添って過ごした精神科病院で出会った女性たちのことから書きはじめ、前作と同じように当事者への聞き書きとして進めていった。しかしそこには、ヤングケアラー特有の困難があったのだ……。その詳細は本論を読んでいただきたい。

筆をとったり、筆を置いたりするわたしの右往左往、迷いともども、すべてをここに書いている。わたし自身の感情や思考のドキュメントとしての部分も大きいが、その道行きの困難さも含めて、書くということが孕《はら》む問題に向き合うことだったのだろうと、いまはそう思っている。

書きはじめてから二年あまりかかったが、最後に別の風景が見えてきた。そのことに、ありがたいような、感謝したい気持ちがわきおこる。

書くということは、洞窟を手で少しずつ掘っていくようなことだという醍醐味を味わった。ときに爪にやわらかい土が入って不快に感じたり、息が切れて壁によりかかって暗い天井を眺めたりしながら、ようやく最後に、指の先に少しだけ光が見えた。

その光を、読んでくださる方々と分有できるのなら、こんなに嬉しいことはない。

Cover photo:
"DEEPEST JUMP TO BLUE" © Coco Capitán 2023

章扉写真｜中村佑子
ブックデザイン｜松田行正＋杉本聖士

わたしが誰かわからない―目次

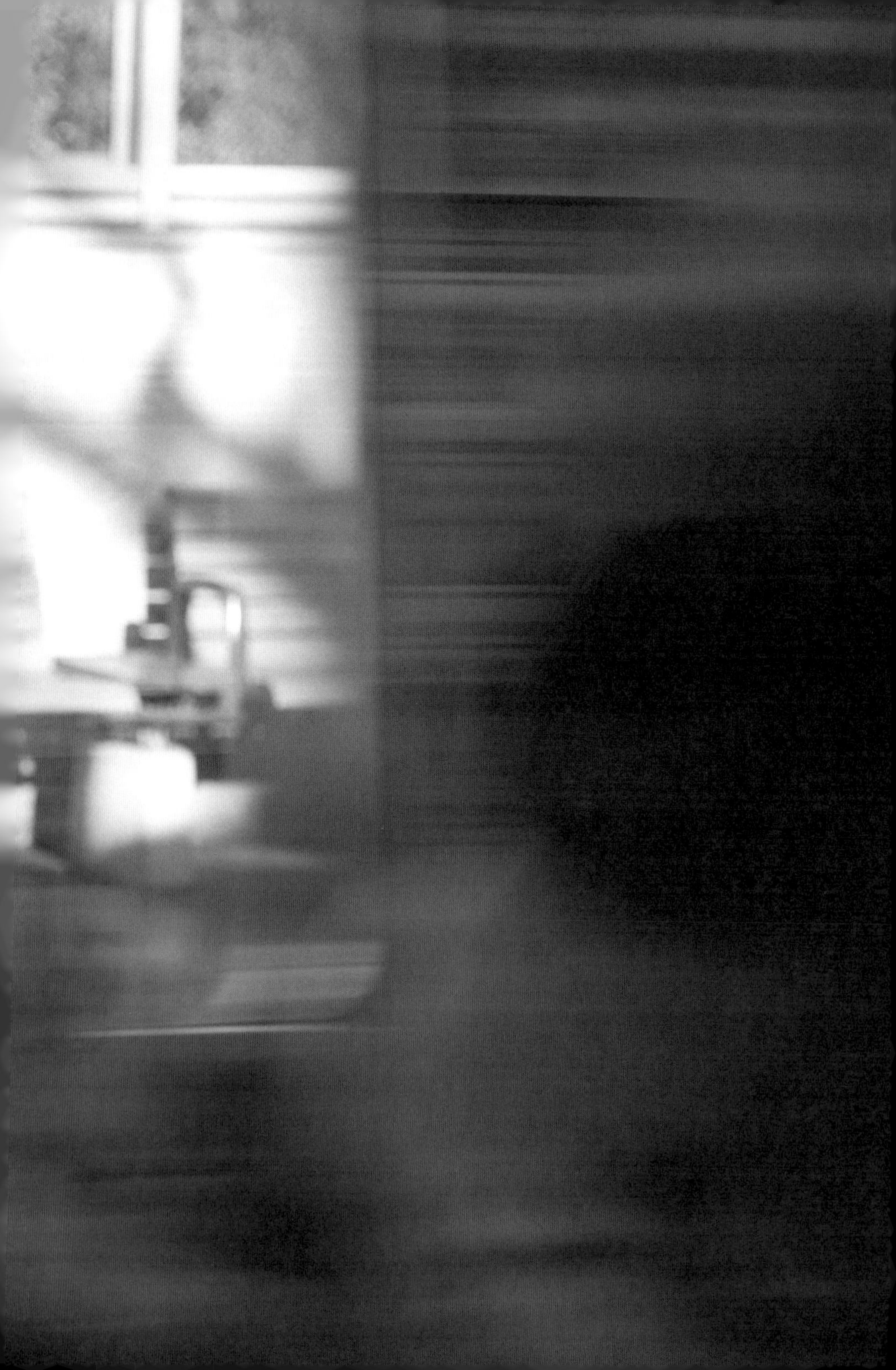

1 薄氷のような連帯

何から語りはじめればよいだろう。

もう十年以上前になる。わたしの母は、ある精神科病院を受診し、主治医の先生の顔を見た途端、その場で倒れ意識を失った。

母に付き添い、わたしもしばらく入院病棟に寝泊まりした。そこは女性だけの病棟で、実にさまざまな患者さんが入院していた。いや入院ではなく、そこに住んでいるといっても過言ではない人が多くいた。この病院で出会った彼女たちのことを、ときおり強く思い出す。

母はその後、意識を取り戻して退院し、要介護5がついて、自宅介護がはじまった。しかし十数年を経て、いまでは要介護2にまで復活した。この十年の日々は、わたしたち家族がいまの日本の精神医療との距離を測ってきた日々といえるだろう。

振り返ってみたいと思い今回あらためて調べたら、わたしが母に付き添っていた日々はたった数週間だった。わたしは数か月の期間だと思っていたし、記憶のなかでは永遠とも思える時間だった。そこに、感じたことの強さが反映されているのだろう。

突然の入院

その日は、もう母の状態がにっちもさっちも行かないので、かつて入院したことのある新宿の精神科病院に自宅からタクシーを走らせていた。父も一緒で、わたしたちは無言で車に揺られていた。もうほとんど自分から言葉を発することさえなくなっていた母だが、少し緊張しているのかいつもよりさらに固まった表情で、タクシーの窓の外を眺めていたのを覚えている。

タクシーが病院に着くと、母はそそくさと自分から車を出た。少し坂道になった正門を入ると、古めかしい白とえんじ色の病棟があらわれ、玄関脇には創立者の銅像が建っていた。受付も待合室も窓が大きく広々としていたが、外光が壁の白さをいっそう際立たせ、母と待っているあいだじゅう、この煌々《こうこう》とした白い光に患者さんたちはその症状によってあらぬものを見ないだろうかと心配になった。

鬱《うつ》を抱えていた祖母もこの病院にお世話になっていたし、母は十代のころから離人症や鬱と躁、そして最近では統合失調症かもしれないという揺らぐ診療のまにまに、家族のカウンセリングなどもあって、わたしもたびたびその病院を訪れていた。

名前を呼ばれ診察室に入り、主治医の院長先生の顔を見た瞬間、母はバタっと丸椅子から転げ落ち、いきおいよく床に倒れ込んだ。わたしは驚きはしたが、もしかしたら母は安心したのかもしれない、と思ったことをよく覚えている。

それまで母は家のなかで、自分から何かを訴えることもせずほとんどの時間寝ていた。一時はのどが渇いたとさえ言わず、脱水症状に陥っていた。わたしは都心に一人暮らしをしていて仕事が忙しく、ときおりしか見にいけなかった。父もひとりではもう限界で、近くのクリニックにはかかっていたのだが、思い切って古巣の新宿の病院で診てもらおうと向かったのだった。

表立っては意志も感情も見えなかったが、そんな自宅での状況に、母は内心自分を責めていたのではないかと思う。つねに自分を責め立てる人だった。

院長は知的な老先生で、とても静かな話し方をする。母が先生に、医師だった父親の面影を見ていたことをわたしは知っている。先生の顔を見た瞬間、ここでなら家族に負担をかけることなくお世話になれる、入院できるという安堵で、脳がスイッチオフしたのではないか。娘として長年母を観察してきたわたしは、そう思ったのだ。

そのときの診断は、精神膠着による極度の緊張性「無動状態」だった。無動とはよく言ったもので、脳が勝手に睡眠状態に入り、ほぼ植物状態に近い。身のまわりのことは何もできないし、いつ意識が戻るともわからない。即入院となり、女性病棟なので誰か家族のなかで女性が母に付き添うしかないことが告げられた。

わたしは、精神的なショックで意識を失うことなどあるのかと戸惑いながら「わたしが泊まります」と答えた。当時一緒に住んでいた人に、とりあえず数日分の着替えを病院まで持ってきてもらうようお願いした。

ストレッチャーで運ばれる母に付いて、入院病棟に入る。開放病棟だが、それでも窓には格子がかかっている。そこは三階で、木々のちょうど繁っているところが窓の高さになる。飛び降りたって、足の骨折くらいにしかならないだろうに。

食堂を通ったとき、何人かの女性たちがそれぞれ静かに座って、窓の外を眺めたり、お茶を飲んだりしていた。その静けさが妙に印象に残った。枝が大きく風にたわむのが見えた。

部屋は殺風景な狭い個室だったが、看護師さんは親切であたたかかった。娘さんにはお母様のベッドの隣に簡易ベッドを設置しますと言われた。組み立ててみると部屋はもういっぱいで、足の踏み場もなかった。

窓からは明るい光が部屋の奥まで差し込んでいて、それだけが救いだった。

入院病棟の女性たち

母は食事もできないので点滴を打ったが、元気なわたしは何か食べなくてはいけない。入院病棟のみなさんとともに、食堂で病院の食事を囲んだ。二十代くらいの若い人から、六十代あるいは七十代を迎えているだろうか、高齢の女性もいた。会話はほぼない。

目の前に座っている三十代くらいの女性は、ベージュのネグリジェのようなパジャマを着て、蒼白い顔で静かにお箸を動かしている。几帳面そうな仕草、お皿を見ているのか、自分の内側を見つめているのかわからない独特の目。この人となら仲よくなれるのではないか。ちょっと話しかけてみたい。そんな気持ちが芽生えたが、それはわたしが突然ほうり込まれたこの状況に、心細くなっていただけかもしれない。食器の音だけが響くテーブルで、声をかけるのも憚《はばか》られた。

遠くのテーブルの端っこに、この病院を住処《すみか》としているアーティストがいた。皆と同じプレートに入った食事を、気のなさそうな仕草でつついている。それでも意志の強そうな目が彼女のまわりを発光させ、他の人と彼女とを隔てているような気がした。ああ彼女はここにいても、すっくとアーティストなんだと感じたことをよく覚えている。

それにしても、とてもつらそうだった。斜め下を見ている彼女の目は、迫りくる何かを見据えているようにも、おびえているようにも見えた。これが彼女の誰にも見せない無意識の顔なのだとしたら、翌日エレベーターで一緒になったときの彼女は、外に向かった意志的な人の顔だった。編集者らしき人物を二人従え、堂々としたなりで、こっちよとエレベーターボタンを押しながら導き、ホストとして立派にふるまっていた。

彼女のオンとオフはともに、この病院のなかにあるのだと思った。

食事のあとには、テレビの前に人が集まっていた。画面には夜の歌番組が流れていて、テレビ前に九十度に置かれた革の平坦なソファに女性たちが五～六人座り、一緒に画面を凝視していた。音は小さく、歌が堪能できるほどでもなかったし、彼女たちそれぞれが何かを話すのでもない。しかし、皆が向かい合っていた食事の時間よりは場がなごんでいた。

このひとときは、薬を待つ時間だった。

ナースステーションと呼ぶのも憚られる、看護師が待機する小さな部屋が、廊下の手前にあった。そこに小さな受付があって、すりガラスの引き窓がついているが、部屋のなかは見えない。小さく仕切られた紙箱が引き窓の前に置いてあり、色とりどりの薬が入っている。小さな仕切り一つが、その人の夜の薬。看護師さんに名前を呼ばれ、薬を渡されて、その場で飲む。投薬拒否やオーバードーズを防ぐためだろう。

当たり前の光景なのかもしれないが、その場で飲む薬のための長い行列をつくっている彼女たちを見て、物哀しい気持ちに襲われた。食事のときに使ったコップに、食堂の角に置いてある部活で使うような金色のアルミのやかんから麦茶を注ぎ、そのコップ片手に投薬の列に並ぶ。そのとき母の薬はまだ点滴だったが、意識が戻ってからはこの投薬の行列にわたしも一緒に並んだ。

薬をもらうとき、家族のもとへの外泊について、何度も何度も看護師さんにお願いしている二十代の患者さんがいた。毎晩のことなのだろうか。看護師さんは上手にあしらっているが、彼女の心にその言葉は届かないようで、目はうつろで、怒りとも落胆ともとれる表情をしている。

どんな家族なんだろう。わたしは一瞬、彼女の母親の顔を想像する。そういうざこざも日常風景なのか。

テレビの前の人だかりは変わらず静かで、画面を凝視している彼女たちの姿に、わたしは何か連帯のようなものを感じた。この日常に耐えがたくなる一歩手前の薄氷を壊さぬよう、静かにすべるように、皆で見えない手を組み合わせ、重力を支え合っているとでもいうような連帯だった。

テレビの前をうろうろしている六十代くらいの女性がいる。髪はひっつめていて、少し前屈みにとぼとぼと、たぶんどこへ行くでもなく歩いている。軽く身体の前で組んだ手が、硬直している。何十年もここに住んでいる人が、もう体がこの病院のルーティーンになじみすぎるほどなじみ、体内システムがその他の動きをまったくしないように訓練されている、とでもいうようなものを、その手のかたくなさに感じる。

彼女にも外に家族がいるのかもしれない。彼女が多少人と違うことをしたとしても、それを家族や受け入れ先の人が受け流したり許すことができさえすれば、ちゃんと外でも生活できるのに、とわたしは新参者の残酷さで思う。そうとしか思えなかった。

暴れたり、日常生活に支障をきたすような人は、数週間のあいだ、わたしはここで一度も目にしなかった。

ガラス玉の目

うちの家庭はこれまでどんな母の姿も極力受け入れてきたと思う。わたしは一人っ子なので、受け入れてきた幼いわたしは、昨今ではヤングケアラーと呼ばれる過重ケア従事者の仲間に入るのだろう。

しかしそう一括りにされても、家族それぞれにケアの形は違う。家族それぞれの許しがあり、拒絶がある。母にとっては格子に仕切られず、家を出たいときには自分の足で出られる〝自由〟があった。

わたしたち家族は、家族構成員それぞれの自由を押し引きしながら、それでもなんとかお互いの許せる許せないの天秤を左右に振って、日々を過ごしていたと思う。ずっと寝ていようが、多少お風呂に入らなかろうが、飛び降りる飛び降りないで愛を確かめようが、投薬を拒否しようが、食事はいつも店屋物だろうが、ただ自由という空の下で、お互いがお互いの尊厳を保っていたのだと思う。


数か月前から母の不穏な予兆をわたしは敏感に感じ取っていた。

一人暮らしの部屋に母を招き、夕飯をつくり一緒に食べた後、母が大好きなある俳優のドキュメンタリーを録画していたのを、そそくさと見せた。

いつもなら舌鋒鋭いヴィヴィッドな感想がその口から漏れるはずが、見ているあいだじゅう無口で、見終わったあと母と目を合わせたわたしは、胸が凍りつくような気持ちになった。その目はガラス玉のように何をも映していなかったのだ。

何も映していないというのは、その奥にある感情や思考が読み取れない、いや読み取れないというよりも、その目の奥には何もないという感覚だった。

谷底に突き落とされたような不安な気持ちになり、どう？ やっぱりこの人かっこいいね。かろうじて口をついて出たわたしの言葉も、母の内部のどこにもこだませず、どの壁にもはね返りもせず、ただ谷底にそのまま落ちていった。

無音の谷底でわたしは、いままで長年鬱だったり躁だったりした母を観察してきた自分としても、何かが決定的に違う段階に入ったと認識した。この状態を乗り越えるのに、かなりの力が必要なことを直感して、足元がぐらりと揺らいだ。そこからの、この無動状態である。

自由の空の下にあったあの日々に早く帰らなければ。わたしは病院で、ただひたすらに焦っていた。

わたしの未病な病理

病室に戻ると母は、先ほどと変わらない仰向けの姿勢で寝ていた。

無動状態では目も開けられない。それでも目ヤニはたまるし、鼻毛は伸び、顔に油も浮いてくる。わたしは入院に付き添ったあいだじゅう、母の身体をきれいに保っていたいという強迫観念を抱えていた。それは病的なほどで、わたしの不安や焦燥を象徴していたのかもしれない。

元気だったときの母は娘のわたしにさえ、足を投げ出したりあぐらをかいたりする姿を見せなかった。仕草がいつも高貴じみたところがあった。母の状態をきれいにしておくことが、きっと元に戻るはずだという願いを支え、わたしの正気を保っていたのだと思う。

顔を清拭布で拭い、鼻毛や眉毛などを小さなハサミで整え、目元をいつも清潔にしてあげた。いつ意識が戻るかわからない。目をさましたとき、変わらぬ白い顔でいさせてあげたかった。


病院の夜は長かった。

この先どうなるのか、母の意識は戻るのか。頭のなかがぐるぐるして、寝てもすぐに目がさめ、それ以降眠れない。眠れない人もたくさんいるのだろう。トイレに立つ音や扉の開け閉め、看護師との低い話し声が聞こえる。しかしそれ以外はいたって静かだ。

わたしはもう薄っぺらい固いベッドの上にいるのが耐えられなくなって、廊下に出る。暗い廊下は一面グレーで、遠くでカモメの鳴くような声がする。

それは、わたしの妄想のなかの声かもしれない。わたしだって彼女たちとあまり変わらぬ抑圧を抱えている。いつからだろう、頭のなかに妙な回廊のようなものがある。

わたしは薄暗い食堂の、窓辺の椅子に座った。


ものごころついてから、ずっとそれがあった。

昼間はレースのカーテン越しに見るようにぼんやりとして、妙に落ち着いた様子をしているが、夜寝るときその回廊は、裸になってぐんぐんと目の前に迫ってくる。脳のなかの幾層ものレイヤーが生々しく感じられる。今日の後悔、ある人のふとした表情に見たわたしへの生々しい感情、思い出すだに胸を焦がすようなあの人の言葉……それから、それを冷徹に笑い飛ばしているわたしの論理。

それらをぐるりと取り囲むように角ばった回廊が伸びては縮み、黒々として、その脳のレイヤーに切り込んでくる。回廊はガクンガクンと成長していき、いつしかギーコーギーコーと濁音を帯びた音が迫ってくる。

それはわたしのなかの負の連鎖のようなもので、おびえでもあった。島崎藤村の「血の濁り」という言葉をわたしは恐れていた。狂気の遺伝が、子々孫々とずっと続くということを藤村は書いている。母の家系は藤村と同じ信州にルーツがある。どう思う？　とかつて母に聞いたとき、母は「怖いからやめて」とハナからその不穏な言葉を身体のなかに入れないように拒絶していた。

わたしだって、いまは未病な状態なだけで、なんらかの疾病は抱えている。それを飼いならして暮らしている。彼女たちと何が違い、何が同じなのかわからない。なぜわたしは自由に外に出て、自由に動き回れるのか。なぜ彼女たちは、帰りたい場所に帰れないのか。彼女たちをここに閉じ込めている、誰かの存在を感じざるを得ない。

考えれば考えるほど苦しくなり、ほおづえを付いていた手に涙がつたっていた。

タロットカードの彼女

病院での生活にも慣れてきたころ、喫煙室でひとりの女性と出会った。そのころまだわたしはときおりタバコを吸っていて、喫煙場所は一階の正面の門が見えるテラスのひさしの下だった。そこでよく見かける四十代くらいの女性がいて、彼女はわたしたちと同じ階に入院していた。

ときたまタバコを吸いながら、携帯で誰かと小声で話し込んでいる。そこから推察するに、子どもがいるのだと思う。しきりに誰かを心配しているが、相手はそっけないのか会話はいつも一方通行で、すぐに途切れ、やがて何が終わりの合図だったのかわからないきっかけで、唐突に電話は切られた。彼女はあきらめのような、うつろな表情でまたタバコを吸いはじめる。

彼女は鬱で長期入院していると言っていた。

家族の事情はそれ以上わたしは知らないし、聞くこともなかった。ここで出会う者同士、親しくなっても、お互いにあまりに複雑な事情が折り重なっているので、心のうちをすべて話すということにはならない。話し出すと、危うく保っているバランスが決壊してしまう恐れも感じていた。たぶんそれを聞くには、あと一年、いや何年もかかるのかもしれない。

ある日、彼女が午後の食堂で、タロットカードをしないかと言ってきたことがあった。引いてと言われて引いたら、「Feel Safe」と書いてある。曰く、

「あなたが囚われているものは、あなたがつくり出している偶像です。あなたにとっては、とても強く、パワーがあって、支配されていると思っているかもしれませんが、あなたがつくったパワーしか持っていません。あなたはもっと強いものに見守られています。自分自身の大きな未来に見守られています」

そうカードは告げているということで、彼女はわたしに「自分を大切に」と言った。

自分を大切にという言葉ほどむずかしいものはない。人は自分が何を望んでいるのか、本当にはわからないものだし、自分を大切にするという意味を、わたしはいまだによく理解できないでいた。

自分が望むものの形を手に取るようにわかる人がもしいたとしても、それは何らかの外的な要求によって、そう錯覚しているにすぎないのではないか。それに自分が大切にしたいことと、自分の大切な人が大切にしたいものとのあいだで折り合いがつかないこともある。

彼女にとって大切にしたいこととは何か。彼女に「自分を大切に」と言われる意味をかみしめながら、わたしは不吉めいたカードの柄を眺めた。

きっとこの人は、外でも立派に生活できる。なんらかの理由で、家族が彼女に求める生活の質というものに、彼女が到達できないのかもしれない。病というもののなかに家族全員が逃避したことによって、彼女がひとりここにいざるを得ないのかもしれない。それほど彼女との会話のなかに病理は感じなかった。あきらめと、それでもまだ大切な人を信じたいという気持ちの交差が彼女を満たしているように感じられた。

斜め下を向きながら、彼女は自分のなかの深い闇を見つめているようだった。その闇には、自分を病院に入れることを最善と信じて、めったに会いにもこない家族の心ない一言や、解消しきれない不信の場面、さまざまなものが去来し、そして沈殿しているのだろう。

その後の母と彼女たち

わたしは急に思い出す。かつての恋人がわたしの母の状態を聞いて、

「キューバには精神病院の入院が少ない。お母さんをキューバに連れていければ、精神病院に入院しなくても済む」

と言って、しばらく外国の医学雑誌を読んで調べてくれたことを。夜が二人を孤独にして、夜が二人を近づけるからもう逃げられない、そんな若いころの恋人だった。

そのころも母は鬱で入院していた。少々突飛な提案だったが、犯罪からの社会防衛とし

て入院という隔離・排除政策をとってきた日本では精神科病床が増え、その数は世界の五分の一を占めるということもそのとき教わった。

精神科への入院が一概に悪いとは言えない。現にそれを救いにして、逃げ場にしている人もいる。医師だった両親の影響で幼いころから西洋医学を心から信奉していた母も、精神科への入院をどこか拠り所にし、アジールだと感じていた。

しかし実際に数週間その場に入院し、とくに長期入院に至っている患者さんたちの姿を見ると、その日常は少し別のものだと感じた。入院が強固な日常のルーティーンと化し、帰りたい場所に自由に帰れないあきらめや哀しみの感情が、女性たちのあいだにもの言わぬ感情のモヤのようなものをつくっていた。お互いにそれを確かめ合うこともせず、沈黙の連帯を保っている。

その後、母は意識を取り戻し、自宅介護がはじまった。最初は要介護5がつき、おむつ介助もあった。退院してから、繰り返し同じ言葉を言う「常同行動」がひどく、わたしは〝壊れたレコード〟と呼んで笑い飛ばしていた。

笑い飛ばすくらいしか、日常生活のなかで異質な動きをする家族を受け入れる術はなかった。さいわい父は底抜けに明るいキャラクターで、ピンクのエプロンをつけてお料理しながら、〝ラテン系介護〟と自分のことを名づけていた。

家には毎日ヘルパーさんが入り、定期的にケアマネさんの面談を受け、父が休むためにショートステイも数か月おきに利用する。わたしは実家の近くに引っ越して通いながら、家族をもち、子どもを産んで、曲がりなりにも母に子育てを手伝ってもらったりする。

そうしているうちに母は、いまでは要介護2まで奇跡的な復活をとげ、わたしの悩みに適切なアドバイスをくれるようにまでなった。入浴介助のヘルパーさんとはもう十年のつきあいになり、まるで本当の叔母のように感じている。わたしたちは家族だけでなく、たくさんの人の手を借りて、母の彼女なりの自由を保てている。

こうして母と接しているとき、ときおりあの病院の女性たちは、いまもあの場所にいるのだろうかと思い出す。あの静かな連帯と、夜の食堂の窓辺で、自分が流した涙の冷たさを思い出す。

2 いちばん憎くて、いちばん愛している人

精神疾患の家族をもつ人の話を聞いていこう。若いときから家族の「精神」というブラックボックスに向き合ってきた、かつての子どもたちの話を。

わたしは二人目の子どもを産んだ産院の窓から教会の十字架を眺めながら、おぼろげにそう思っていた。コロナ禍で誰も面会に来られず、新生児と二人で病室にいた日の夕暮れだった。

家族をケアしてきた「かつての子どもたち」は、昨今の言葉では「ヤングケアラー」と名づけられる。そう、「ヤングなときからケアをしてきた子」には違いない。しかしそれが精神疾患である場合、ケアといっても本当にその子がやっていることはケアなのか、それとも精神の乱れを緩和するための、家族にとってのサンドバッグになっているのか、あるいは家族の抱きぐるみのような癒しなのか――。それもいまではケアと呼ばれるのだろうが、当人の気持ちは別のところにある。

家族の日常という暗部に入ってみなければ容易にはわからない。しかし「精神という まったく定かでない謎と日々向き合い、翻弄されてきた子ども」とは少なくとも言いかえられるだろう。

わたし自身がそうだと気づいたのはごく最近だ。

わたしの母は鬱と躁を繰り返していたのだと思う。思う、というのは知識の増えたいまだから言えることで、子どものころはベッドから起き出して潑剌《はつらつ》としている母と、死んだように寝ている母のはざまで、ただ戸惑っていた。

よその家のお母さんはそんなに長くベッドにいない。そう気づいたのはかなり大きくなってからだ。遊びにいく予定はすぐにご破算になったが、あきらめる癖もまた身についていた。

友達が、土日に遊びにいく予定が変更になって親に癇癪《かんしゃく》を起こしているのを見て、ふしぎな気持ちになったことを思い出す。わたしにはどうあがいても母がベッドから起き出し、予定どおり遠くのデパートへショッピングに行けるとは思えなかった。どんなに強くわがままを言っても事は変わらない。むしろ苦しんでいるのは母なのだから。わがままを言って騒いでいる友達を見て、どうしてそんなことが言えるのかわからなかった。

精神の浮き沈みという謎に母が囚われ、わたしはその揺れる海を漂い、溺れないようにしている小舟だった。

マナさんのこと

家族の病に向き合ったかつての子どもに会おうと思ったとき、最初に会いたい人がいた。わたしはそのとき妊娠八か月で、お腹はもうはちきれそうなほど大きかった。

マナさんはクリエイターで、数か月前に彼女の作品を見に行った。コロナの感染状況は最悪で、どうにかして時間をつくれたのは人出の少ない夜。電車に乗るのが怖かったし、小雨も降っていたので、自分で車を運転して行った。会期最終日の遅い時間、特別にギャラリーを開けて彼女は待っていてくれた。

マナさんの作品には、人を無邪気さに導くパワーがある。画布に極彩色でいろどられた人物や物体の不穏な形は、人からいっさいのしがらみを解き放つような、あっけらかんとしたおかしみがあった。しかしその極彩色の奥に何かがあると感じさせる。人づてに家族に統合失調症を発症した人がいて、ごく幼いころから家族に対して複雑な感情を抱えていると聞いた。

会って話をしたかったが、コロナ感染者は過去最高の一日二万五千人を超えていた。長時間ゆっくり話をするには彼女のアトリエかわたしの家かの選択肢しかなく、彼女は妊娠しているわたしを慮《おもんぱか》って、うちに来てくれると言ってくれた。

何度かのメールのやりとりがあった。わたしはこちらが話をしたいと言っているのに家で待っているのは申し訳なく、駅まで迎えにいくつもりだった。わたしが駅まで行きます、いえ直接行きますと何度かの押し引きがあり、結局わたしが家で待っていることになった。その何度かの空疎なやりとりも、ヤングケアラー同士らしいと思えた。

というのも、ヤングケアラーの一つの特徴は、自分の願望や欲望よりも先に病気の家族の願望を優先してしまい、しまいに自分が何を求めているのかわからなくなるということである、と常日頃思っているからだ。

相手が何を求めているかを先に読み取り、先回りしてそれをまるで自分が願っていることのように感じているので、相手からしたら本音が見えず、何かの約束をとりつけるときに多少の困難をきたすことがある。わたしたちのメールのやりとりにもそれを感じ、わたしは彼女の好意をそれ以上深追いするのはやめ、家できちんと待っていることにした。

彼女は家に入ってきた瞬間、「どうもー」と社交的な笑顔を向けた。そう、彼女の印象はこれだ、と思った。あのエキセントリックともいえる作品に比して、彼女の印象は至極フレンドリーで敷居が低く、常識人であるという印象さえある。黒目がちの目はにこやかに垂れ、とっつきやすさを醸し出す。

彼女が気に入りそうな、ポップで可愛いパッケージのお菓子をデパ地下で買っていたので、紅茶を淹れて話しはじめた。

「ええ、姉がね、統合失調症で……」

マナさんは静かなトーンで話し出した。実家のある地方都市の街からは、いつも雪をいただく山々が見えた。

山に囲まれた故郷で

マナさんの実家は広い庭のある立派な日本家屋だった。父と母と姉、それから父方の祖母と一緒に住んでいた。

父は代々の地主で土地を持っていたので働かず、魚釣りばかりしていた。父の父親、つまりマナさんの祖父は最初祖母の姉と結婚していたが、その人が近くの川で着物に石をつめ入水自殺をしたのでその妹と結婚した。それがマナさんの祖母だった。そうして父が生まれた。少し前の田舎ではよくあることだった。

その祖母はマナさんの母に庭掃除ばかりさせ、母は外に働きに出ることもできなかった。マナさんの目から見てもまるで奴隷のようにこきつかわれていたという。父は暴力的な人で、言ったようにできないという理由で母を階段から突き落としたりした。

母はその環境が耐えられず、よく一日中伏せっていた。きちんと診てもらえれば鬱だったのだろう。しかし寝ていると、できない嫁だ、なまけているということで、よけいきつく当たられた。

父はマナさんには優しかった。彼女はそれを自己分析する。

「わたしはやりすごしたり、体裁を整えるのがうまかったから」

姉はそのころまだ病気の発症まで至っていなかったが、感情が抑えられないところがあり、父からも厭《いと》われていた。

マナさんと姉は年子の姉妹だったが、大事にしていたバービーを倒したなど些細なことで、姉はマナさんに対しても感情を爆発させた。一度暴発すると、ぎゃーと泣きやまず二〜三時間暴れる。そのせいでマナさんが骨折や捻挫をし、病院に行くこともあったという。そういうときマナさんは、姉が悪いのだからわたしが泣いていればみんなが同情してくれると思い、しくしく泣いていたという。それでみなの同情を勝ちとることができた。

そのせいで姉は、愛されるのは妹ばかりで自分は愛されていないと思ってしまったのかもしれない。だとしたらもう取り返しがつかない。いま思えば病気のせいだったのに姉はいつも怒られる役で、妹をいじめてはだめだと言われ、自分は愛されていないと思いつづけた。

マナさんが中学生のときに母は父との離婚が成立し、市内にマンションを借りた。母の実家でもまた祖母が祖父から暴力的に扱われていて、母は実家には戻れなかった。ただ経済的な支援は受け、マンションに暮らしはじめる。

ようやくそこで母は、夫の暴力と姑の意地悪から離れて、マナさんと姉と心おだやかな生活をはじめるはずだった。

新しい支配と服従のかたち

「女三人、まずは楽しかったですね」

そう聞いた途端、マナさんが声をひそめた。

「そうですよね、そう思いますよね、それがですね……」

マンションでの新しい生活がはじまってまもなく、姉が発病したのだ。下腹部の毛を剃って全裸になり、泣きながら絶叫した。

「なんでわたしを産んだんだ。子どものときお母さんの愛情が足りなかったから、わたしはこうなったんだ！」

姉は母を責め、包丁を振り回した。マナさんは姉の行動をこう分析する。

「子どもに返ったんだと思う」

毛を剃って大人の身体を否定し、子どもになった姉は、母の愛を試していた。抑圧的な父がいなくなり女三人の力関係が変わり、マナさんとお母さんが仲よくなるのを阻止したい、という本能的な防御反応かもしれない。聞いていてわたしはそう思った。

姉は高校では優等生を演じていた。それで過度に疲れるのか、帰宅するとすぐに深く眠ってしまう。そして夜中に起き出し何時間でも荒れた。夜中に学校に忍び込んで、校舎から飛び降りたこともあったし、近所から通報されることもあった。

最初は境界性人格障害、その後別の医師にかかり、統合失調症との診断が下った。幼いころから兆候はあったものの、病名がついたのは、はじめてだった。

わたしの母もそうだが、精神科の病名というのは診る医師によってころころ変わるし誤診もある。まだ百年あまりの歴史しかない精神医学は、いまも刻々と変化しつづけている。患者も医師もみな人間精神という真っ暗闇に手を突っ込み実験しているようなものだ。過剰投薬も多く、よい治療や判断だけがあるわけではない、むずかしい世界だ。


マナさんは母をかばうのに必死で家中の包丁を隠してまわった。

「いつか姉に殺されるかもしれない」

自分が力で姉を制止することもできた。たぶん自分のほうが力は強いはずだ。しかしそれをすれば、姉の反撃は母に向かい、倍になって返ってくる。だから手が出せなかった。母を人質にとった一種の支配関係。

弱みを握り、相手の身動きをとれなくしてから暴言や暴力を本格化させる。それはスポーツでも虐待でも、力で支配する関係でつねに見られる必然的な様態だ。

本人もたぶん作戦でそうしているわけではなく、愛してほしい、愛を確かめたいという感情を抱え、わらにもすがる思いで相手のいちばん弱いところにつかみかかってくる。動物がもっとも弱い内臓をねらい、一撃してそこから食べるのと一緒だ。姉も、マナさんとお母さんのいちばん弱いところを動物的に、直感的につかんできたのだろう、愛されたい一心で。

マナさんは、自分はお母さん依存だと自覚していると話してくれたが、それは母を守りたいという気持ちが、マナさんのなかで母への愛という形に変異したのだと、聞いていて思えた。

マナさんは姉の朝の身支度を手伝うように言われ、諾々と従っていた。だからよく遅刻をした。だけど理由を誰にも話せなかった。一度だけ親しかった友達に話したとき「家族を悪者のように言っちゃいけないよ」と言われた。その後誰にも話さず、口をつぐんだ。

逃げたかったですか、わたしは聞いた。

「逃げたくてしかたなかったですね。姉のために何かしたいと思ったことはないし、わたしは利用してたんだと思う。お姉ちゃんのために何かする自分を偉いねと。自分というものがないから、姉のために何かをする自分、というものでアイデンティティをつくった。そして都合が悪ければ姉を簡単に切り捨てることができた」

低い声と気をつかう話し方。いろいろなことに目を配ってよく見ているのだろう、マナさんは瞳がよく動く。姉を利用していたと、冷徹に自己分析するマナさんの瞳は一瞬動いて、ふと止まった。姉と母との三人の生活は、さぞやたいへんな日々だったろう。

わたしの家のダイニングテーブルは西向きの四枚の窓に向かっていて、午後になると光が刻々とその姿を変える。わたしは窓が見える席にマナさんを案内していた。むずかしい記憶をひもとく話になるだろう。彼女には折々で見せる光の乱反射を眺めていてほしかった。そうして少しでも、記憶をたぐり寄せる苦痛の緩和になればと思っていた。

傾いた陽が白い壁に反射して、マナさんの顔を照らしていた。

自他未分な身体で聞く

「どうしたら治ったんだろう」

そう彼女がつぶやいたとき、わたしの心が動いた。するとはちきれんばかりのお腹の子が動いた。こんなに長く椅子に座っていることは久しくなかった。臨月間近になり、横になっているかソファなどやわらかいところにしか座っていなかったのに、突然ダイニングの固い椅子に座り、じっと母体は集中して話を聞いている。ときおりうなずくわたしの声がお腹にも聞こえているだろう。ぐーっと寝返りをうつように、羊水のなかで回転する動きをするのがわかる。

わたしは立って、紅茶を淹れなおそうとお湯を沸かしはじめた。お湯が沸くあいだ、レースのカーテンを少しだけ閉め、冷房の設定温度を一度下げた。

赤ちゃんが生まれた後ではなく、いま話を聞きたかった。それを望んだのはわたしだ。産後は頻回の授乳で集中する時間が限られる。それを知っていたからでもあるし、妊娠してから、他者の話を聞くということが自分のなかで変化したからでもあった。

それは免疫の動きと、もしかしたら同期しているかもしれない。妊娠は自分の免疫と、他者の細胞増殖との闘いである。胎児を宿しているとき、母体は免疫を下げられるかぎり下げて、胎児を異物だと認識しないようにする。そのプロセスがつわりという現象だ。自分の身体が他者のための家となり、生命を育てる土壌となるよう、他者のために自分をアジャストしていく。その苦しい期間を経て、母体は胎児に自分の場所を分け与える。胎児に栄養を送る土壌である胎盤ができると、つわりはすっと引く。ただ、そのころには妊婦の免疫は大きく下がっており、風邪などの感染症からはじまって食中毒、真菌感染症まで、あらゆるウイルスや菌への抵抗力を失っている。感染しやすさは普通の大人の約二十倍という。

つまり女性の身体は免疫というみずからの安全弁を外し、自己の壁を壊し開放してはじめて他者を宿す。自他未分になる選択肢を自分の意志で握っているわけではなく、妊娠すると自動的に身体は自他未分の状態になり、自分の壁がほころんでいく。その穴から他者が流れ込んでくる。

胎盤は母体と胎児とが自己と他者との違いを乗りこえ、調整した結果できた闘いのあとなのだ。あるいは他者との交渉のあと、「他者を宿す自分」という新しい「館」を創立した記念碑。かつては胎盤を食べたり、家の地下に埋めたり、玄関にかけたりする胞衣《えな》（胎盤）信仰が日本でも各地にあったという。

妊娠しているいま、わたしが人の話を聞きたいと切に願ったことの底には、自分の身体のなかでいま起こっている「他者を取り込む」という劇的な変化が影響しているのかもしれないと思えた。マナさんを自宅に招いて、こうして話を聞いている夏の午後を、ふと外から眺めている自分に気づいた。

彼女の言葉。

「どうしたら治ったんだろう」

その感情は幼いころから抱いていたわたしのものでもあった。ベッドで寝ていて数日間動いていないように見える母の苦しさを、どうしたら楽にしてあげられるだろう。そればかり思っていた幼いころの感情の切れ端が目の前をかすめていき、胸の奥がチクリとした。

逃げた先でひとり鬱に

女三人ではじまったキツい生活のなかでも、マナさんは高校三年生になり、美大に進学したいと思いはじめた。母も美大出身でデザインを学んでいた。ときおり地元の街に展覧会が巡回すると母と二人で見に行った。

ある日デイヴィッド・ホックニー展に行き、帰りの車のなかで母が泣いた。まだ父と暮らしているときだった。

「ホックニーがすばらしかったのもあるけど、うらやましかったのだろうと思うんです。アートは〝自由〟に到達できるもの。作品を前にして、人はそこに自由を見て、一瞬自分も自由になれる。でも帰らなくてはいけない、家という監獄に」

あんな絵を描くホックニーが、ホックニーの絵そのものが、うらやましかった。アートは自由をもたらすものだという確信的な物言いに、彼女のアーティストとしての気概を感じた。

姉との生活では受験勉強に集中できなかったので、マナさんは母の実家に住んで受験準備をはじめた。そこではじめて姉の暴言や暴力から逃れ、解放を得た。

街からいつでも見える山々は立派だったが、まわりを囲われていて威圧的だった。

「耐えられなかったんです、巨人の壁のようで。反逆っていうか、苦しくて、逃げ出すしか選択肢はなかった」

マナさんはこの街から、あの山から逃げるんだと決意した。しかし現役では受からず、祖父母の経済的支援を受け東京で浪人生活を送ると決めた。そして意気揚々、上京した矢先だった。マナさんは小さなアパートでひとり鬱になってしまった。

息ができない、苦しい。姉とずっと一緒にいたからだ、うつったんだ、自分にもそういう血が流れているんだ……マナさんは悶々と考えあぐねた。

「自分も病気になっていく、ずっと一緒にいたから。姉のことを考えると、自分のことと区別がつかなくなっていく」

マナさんはそう表現した。

病の人といると、認知の癖や特別な世界の見方のようなものに、ひたひたと巻き込まれるということがある。自分では望んでいなくても特別な回路が開かれ、逃れがたくなる。わたしにもそれがあった。

主語がなくてわかりにくい話し方をする。仕事でも、折々のパートナーからも、そう言われつづけてきた。主語を言おうとするとなぜかひっかかりが出て、主語を飛ばして動詞から会話をはじめてしまう癖がある。

よくよく自分の内を見つめると、なんとなく主語を確定させたくない心理がある。ヤングケアラーという言葉を知って、本を読んだりするなかで自分もそうだと感じるのは、家族が求めていることと、自分が求めていることがわからなくなっていくことだ。いつも先回りして家族が求めていることを理解しようとしているので、身体に家族の認知の癖までがなじんでくる。

「姉のことを考えると、自分のことと区別がつかなくなっていく」

マナさんの話を聞いて、主語を確定できない自分の不具の一面を思い出す。

意外な展開

十八歳のマナさんは精神科とカウンセラーに通い、鬱という診断を得た。結局、浪人生活は三年に及んだ。話を聞くかぎり、受験のプレッシャー、姉の支配からの突然の解放、慣れない東京での緊張、はじめての一人暮らし……環境の変化が大きすぎて、心身に巨大な負担がかかったための鬱だと思えたが、そのときのマナさんは「姉の病気がうつった」と思ってしまった。

そしてこのときマナさんに一つの変化があらわれた。いちばんつらかったとき、頻繁に姉に手紙を書いたり電話をしたりするようになったのだ。

共依存といえば簡単だが、家族の暴力や支配関係のむずかしいところは、悪をただ悪として排除して終わりというわけではないところだ。家族は相互に依存し合い、支え合い、どちらが悪にも善にもなりうる玉虫色の感情を生きている。もう死ぬと思うくらいつらいことがあって逃げ出したいと思っても、数か月もするとほんの些細な日常的な会話でなし崩し的に元に戻る。この元に戻る力が強いのが家族の力学だろう。

姉の病気がうつったと思い、苦しかったとき、いちばんに相談をしたのが姉だったというのは、精神という虚ろな穴から吹き込む風に吹き飛ばされる迷子たちの真理と思えた。わたしたちは仲間を必要とする。このときマナさんと姉との距離が縮まった。

つらい日々を経てマナさんは無事に美大に受かった。すると嘘のように鬱は消えた。晴れて美大生になった彼女は、東京の生活を謳歌しはじめるが、そこに心理的に近しくなった姉が訪ねてきた。

ここまでの話を聞いてわたしは、マナさんは姉のことをうとましく思っているのだと考えていた。なぜならこの先の展開が、わたしには読みきれなかったからだ。

「一緒に出かけるとレズビアンカップルみたいと言われたんですよ」

マナさんは自慢げに言った。少しあごが上がって誇らしげだった。一瞬誰の話かわからなくなったが、姉のことに決まっている。東京に来た姉を煙たがったのだと、わたしは思い込んでいた。

「お姉さんはどんな感じの人なんですか」

念のため聞いてみた。

「姉はお洒落で、美的センスが高くてファッション好き。美人で人形みたいで、フランスの映画に出てきそうなんです。高校時代、ガリアーノの三十万円のスーツを買わされたんです、一緒にブティックに行って。それも一つの支配なのだけど、わたしは服のセンスに自信がなかったから」

マナさんは、ここだけとても早口になった。ひそかに嬉しそうだった。

「中村さんがもし会ったら気が合うと思いますよ」

思慕と憎しみが絡み合い

あ、そうか。

まだ話されていない領域の大きさをわたしは思う。人はつらいことから話すから。悲しくて、抱えきれない部分から言葉にするから。

よい思い出や、自分のなかに大切にしまってあることは聞かなければ出てこない、話せない。自分のなかの可愛い小箱に入れられなくて、抱えきれなくて、そのへんにほっぽってあることから人に話す。

母を支配しわたしたちを殺してしまうかもしれない憎い姉。そんなに憎んでいるんだ、嫌いなんだ、姉は端的に悪なんだね、病原菌なんだね、と人は理解してしまう。だったら切り離そう。役所の相談窓口にいって、その人から距離を置く手伝いをしてもらおう。

しかし、そう簡単に距離が置けるわけではない。小さな小箱にしまってある、その人が大事にしている部分がある。やはり大切で、大好きで、美しく華奢な姉に憧れている。でも揺り戻しがある。いや、やはり耐えられない……。

マナさんの話は姉への誇りと嫌悪がぐるぐるしていた。その深い闇と混沌を、なかなか人は正気ではのぞき込めない。終わりのない反駁、問い。

姉はマナさんの東京の部屋にころがり込んだ。しかし人が当たり前にできることができず、まともには働けない。バイトはすぐにダメになってしまう。いま思えば、低ＩＱ（知能の遅れ）もあったのだと思う。働かず昼間も家にいて、マナさんの部屋を占拠し、のさばってくる。それをマナさんは受け入れていた。

一緒によくクラブに遊びにいった。姉はどこに連れて行っても花形だった。

「街でいちばん綺麗だったと思います。有名でしたよ。自分はマニッシュな格好をしてお付きの者、護衛という雰囲気で、横にいて楽しかったんです」

やはりそうなんだ。わたしは深く納得していた。

美しい姉への思慕と、殺したいという感情はまったく並列に同居できる。姉に対してもっている何周にもねじれた感情は、ものをつくるマナさんを深いところで刺激している。

そろそろ娘が幼稚園から帰ってくる時間だったが、ここで切り上げることはできなかった。わたしは紅茶をもう一度淹れかえに行った。

ついに一線を超え……

ここから先の話はとてもつらく、取り返しのつかなさをさらに加速させる話だった。

当時マナさんは六本木に住んでいた。一緒に過ごせるときはいいが、大学へ通わねばならないし、姉をひとりにする時間も増えた。姉はひとりで外国人が集まるクラブに通っていたらしい。そこでクスリに手を出してしまった。気づいたときにはもう大量のクスリを服用し、依存症になっていた。

「もともと脳の回路がつながりやすかったのかもしれません。短い服用期間だったはずなのに、一気に中毒までいってしまって……」

友人とともに都立松沢病院に連れていき、そこで措置入院となった。病院の長い廊下を歩いたとき、両側ずらり、どの病室も拘束具を付けられた患者が眠っていた。部屋にはベッドとトイレしかない。「悪夢だ」と思ったけれど、姉はトイレの向きと、壁が白くないということしか文句を言わず、それがはっきり病的だとマナさんは思った。

それ以来、幻覚や妄想が悪化した。いまは故郷でお母さんと二人暮らしをしているが、通院も投薬も拒否している。食事に薬を混ぜられていると言ってお母さんのつくったご飯も食べない。食事といえば生の大根などをかじるだけ。体重も激減し三十キロしかないという。ベッドで寝たきりの生活で、トイレに立っても足をひきずるように歩いているという。

「完全に一線を超えてしまいました」

マナさんは、ここまででいちばん悲しげな声を出した。力の入らない、か弱い声だった。その弱さにマナさんの感情の核がにじみ出ていた。

マナさんのもとにいるときに、姉の病気にとって決定打となることが起こってしまった。責任を感じているのかもしれない。どうすればよかったのだろう……取り返しのつかなさにひれ伏すような声だった。

薬物依存症になってしまったあとの姉の容態がすべて伝聞調で語られるのは、マナさんが姉から〝出入り禁止〟になっているからだという。

「クスリ中毒になったときわたしが入院させたので、姉のなかでもうわたしのことは信用できない、となってしまったんです」

いまお姉さんにどんな感情をもっているかと聞くと、マナさんはただ「生きていてほしい」と言った。

生きていてほしい。姉に殺されるとおびえ、早く死んでと思っていたマナさんはいま、生きていてほしい、長生きしてほしいと願っている。遠い東京で、山に囲まれた、近づけない故郷を想っている。

いまマナさんの家には、姉が友達にもらってきた猫がいる。白くて美しい猫だが、もう歳で衰弱し、やせ細っているという。

「重なるんですよね」

何が？と一瞬思ったが、そうかお姉さんかと思った瞬間、

「やせ細って、死を待つばかりというのが、お姉ちゃんみたいなんです」

夜の光のなかでいちばんに目を引いた姉の、お付きの者として隣にいるマナさんを想像した。きっとその目は、憧れと憎しみで複雑な色を沈めているはずだ。だけどその底には大好きだという感情が揺れているのだと思った。

愛と憎しみの磁場で

ここで話を終えよう、そう思いiPhoneのボイスメモを切った瞬間、ふっきれたようにマナさんが突然言った。

「世界でいちばん憎くて、世界でいちばん愛している人」

愛という強い言葉がわが家の宙に放たれた。

愛する人は、わたしを束縛する。だけどやはり、愛という言葉しかつかえる言葉がない。離れたいけれどいざ離れてしまったら、離れたことへの罪悪感が自分をむしばむ。自由になりたいけれど、自由になってよいのかと自分を責める気持ちがわきおこる。恐ろしさがあるけれど、束縛から離れると飢餓感が自分を空っぽにする。愛のなかには混沌がある。悪魔のように見える家族は、強い磁場をもっている。つらいから離れればいい、それだけではない磁力がある。

人は自己を喪失したい欲望と、自己を保存したい欲求のあいだを生きている。この両極を行き来して、このあいだをさまよいつづけ、人間は永遠に迷子になっている。

大きく張り出したお腹が重くのしかかり、お尻はつぶれ太腿がしびれていたが、このときはつらいと自覚できなかった。それだけマナさんの話に集中していた。

ずっと真正面で受け止めるには、いまのわたしのなかにはやわらかいものがありすぎる。わたしはお湯を沸かしたりカーテンを開け閉めしたり、この日何度も立ったり座ったりしていた。まるで自分のなかでも思い出される感情から逃げる防御反応のように。でもふしぎと、泣いたり悲しみに巻き込まれて揺れ動くほど、このときのわたしは弱くなかった。強くしぶとかった。


娘が帰ってきた。もう夕飯の時間だった。たまたま生ハムとチーズが買ってあり、それをまず出してマナさんに軽い酒盛りをはじめてもらった。空芯菜の炒め物と、れんこんの肉巻きとサラダをつくった。うちの猫二匹もむずかしい話が終わったのを察知したのか、居間に出てきて憩っている。食べ終えてからもマナさんは帰る気配を見せなかった。

お風呂に入り終わった娘が「マナさん泊まるの?」と聞いた。押し入れに入っているお客様用の布団をわたしがチラチラと見ていたときマナさんは、明日地方で展覧会準備があるから帰りますと言った。

締めのご飯をあまり食べなかったので、梅干しのおにぎりを握って持っていってもらった。エレベーターで下まで一緒に降り、見送った。夜の空に消えてゆくマナさんの後ろ姿は、たのもしく明るかった。

翌日「ひさびさに深く眠れました」とマナさんからメールが来たが、わたしは腰痛で立つことも座ることもできず、唸りながら生活を送った。臨月の身体には三時間半椅子に座っているのは負担だったのだ。

お腹の赤ちゃんに、無理させたかな、ごめんなさいと手を当てて謝った。

美しい白猫と、ひれ伏す従者

教会の見える病院で無事に出産を終えた二か月後、わたしはマナさんのアトリエにお邪魔した。どうしても猫に会ってみたかったのだ。

道に迷ったわたしを待っていたマナさんは、アパート一階の廊下でしゃがんでタバコを吸っていた。わたしに気づくと、いつもの気さくな笑顔を向けてくれた。顔をのぞき込むと今日はお化粧をしておらず、縁どりのない瞳がつぶらでかわいらしい。上下おそろいの服がパジャマみたいに見えたけど、どこぞの探偵事務所という感じの昭和なアパートの雰囲気にマッチしていた。

部屋に入るとダイヤ柄の床に小学校で使う机と椅子が何脚か並んでいて、壁一面の本棚にはキッチュなフィギュアや人形が居座っている。その机でとり行われる制作風景を見せてもらった。筆の持ち方からタッチまで精度の高い仕事ぶりで、求められずともみずから作品に向き合うアーティストの部屋ならではの集中力が空間にみなぎっていた。

先生との面談のように小さな机に向かい合って話しはじめてしばらく経ったとき、押入れの片隅から、のっそと白いものが動いて猫が顔をのぞかせた。

あまりの美しさに目の前がパッと明るくなるようだった。

聞いていたとおり、痩せて毛艶がなくなった体から老いていることがすぐにわかるが、それでも失われない輝くような白さと整った顔立ち。これまでたくさんの猫と触れ合ってきたが、こんなに美しいといえる子にはなかなかお目にかかれない、稀有な存在感があった。こちらを見つめる瞳は、表面がくすんだ黄緑でその奥に深い緑をたたえていて、山奥の沼をのぞき込むようだ。

にゃあ。

マナさんに何かを訴える声は小さくおだやかで、優しい性格であることがすぐにわかった。マナさんはさっと立って、白猫を腕に抱いた。

「ブランって言います。フランス語で白。外国かぶれの姉がいかにもつける名前で……」

うやうやしくブランを腕に抱いているマナさんは、すっと後ろに一歩引いたような印象で、「あ、従者」とわたしはすぐに思った。

手際よくウェットフードを器に盛ると、ブランは弱々しく少しだけそれを口にした。彼女はこんなふうにして静かに淡々と、美しい者にひれ伏していたのかもしれない。

愛する者は弱い。愛する対象に対して、どこまでも頭を垂れ、許す準備ができている。けれど愛する対象が死に臨み、自分を拒絶していたとしたら……従者の悲しみははかりしれない。

彼女自身で満たされたこのアトリエでわたしが感じていたのは、雪山に囲まれた故郷の愛する人を、心のどこか遠いところに置いてきた彼女の強さだった。死を待つ姉と、その姉に奉仕する母の日常的な混沌から離れて、作品という別の力学に身を寄せる彼女の自由と尊厳の強さだった。


わたしはそそくさと帰り支度をしていた。

それは心奪われる猫にとうとう会え、お姉さんの実像にもう一歩近づけたからでもあったし、授乳インターバルに突入し、さっきからお乳がしたたって胸が痛かったからでもある。

そして何より作り手としてのマナさんが体験の混沌を作品に落とし込んでいる、その強さから逃げ帰りたかったからでもあるのかもしれない。

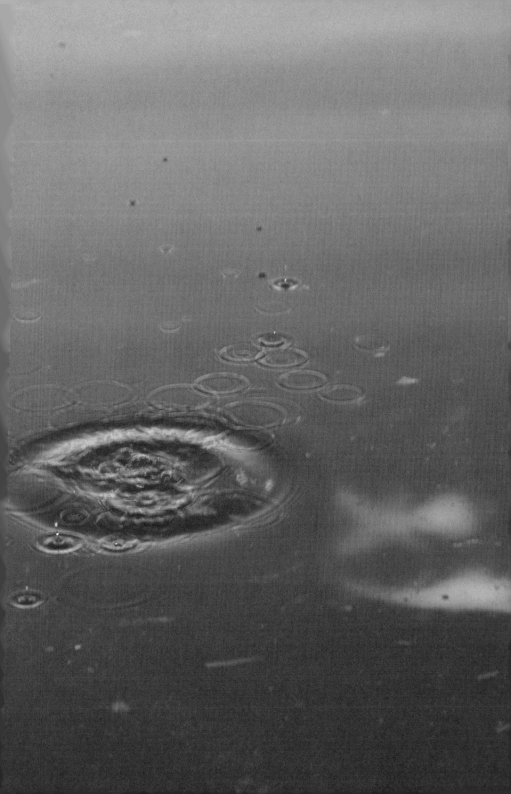

3　わたしが誰かわからない

　このテーマを追うようになってから、わたしは幼いころの記憶をよく思い出すようになっていた。新生児を抱えたわたしは年末年始、子どもたちと実家に長く泊まることにした。何か映画を選んでいいよと五歳の娘に伝えたら、映画『銀河鉄道の夜』のＤＶＤを手に取った。

　擬人化した猫で登場人物をとらえた漫画原案はますむらひろし、監督は杉井ギサブロー、脚本は別役実で、細野晴臣が音楽を担当した名作アニメ映画だ。ジョバンニとカムパネルラの猫のキャラクター造形は可愛らしいが、とくにカムパネルラは可愛いだけでない、気品にあふれ、徳が高そうな姿をしている。

　全体のドラマのトーンは暗く、天上界である鉄道に乗り込んだあとの銀河のイメージは、現実よりもテンポが少し遅れるような独特の時間感覚をもっていて、本当に死後の世界のように感じられてくる。そんなふしぎな触覚をもつアニメーションだ。

小学校五年のときに封切られ、夢中になったのを覚えている。だから子どもが生まれたときに、後に見せたいと思いＤＶＤを買ってあったのだ。

ジョバンニはヤングケアラーだった

映画がはじまると、年初のまっさらな気持ちと、お正月という祭りの最中の流動的な心に『銀河鉄道の夜』がまっすぐに刺さってきた。

ジョバンニの父親は船乗りで、どこか見知らぬ遠洋に出かけて数か月帰っていない。それが理由でジョンバンニは学校でいじめられている。お母さんは病気で伏せっていて、ジョバンニが学校から帰っても家は暗く、ベッドから話しかける声も弱々しい。

「姉さんがね、トマトで何かこしらえてそこに置いて行ったよ」

年の離れた姉さんには自分の家庭があるのだろう、時間をつくってかろうじてお料理をしに来ただけで、もう帰ってしまって家にはいない。ジョバンニは小さな食卓でひとり、姉さんがつくったトマトのシチューを食べはじめる。

そのあたりからわたしの胸はキューッと痛みはじめた。

学校から帰ってきたときの家の空気は、ドアを開けた瞬間にわかる。わたしは怖くて、いつも思い切りドアを開ける前に薄く開け、中の様子をうかがっていた。物音がすれば飛び上がるほど嬉しかったし、シーンと静かで死んだような空気が流れているときは、朝ひとりで出てきたときと同じ、止まってしまった時間に足を踏み入れるようで、悲しい気分の谷底に突き落とされた。

お母さんは暗い部屋の、暗いベッドに寝ている。そこから聞こえてくる「おかえり」の声は、声というより息だ。

ジョバンニにはまだ、お姉さんがつくってくれたシチューがあった。食事を自分で用意したり、店屋ものを頼むためにどこかに電話したりしなくてよかった。ただジョバンニはひとりテーブルに向かってそそくさと食べる。星の祭「ケンタウル祭」に行く前に、お母さんのためのミルクをもらいに行くと言って、牛乳瓶を持って走り出したジョバンニ。

寂しい一本道を進む後ろ姿を見ながらわたしは思った。ジョバンニはヤングケアラーだったんだ。小さなころから親をケアするという意味において、ただしくヤングケアラーであった。そのことにはじめて気づいたのだ。

娘はそのあたりで飽きて、お絵描きをすると言い出した。アニメの暗いトーンに耐えきれなくなったのだろう。わたしはそのことに深く安堵した。わたしと同じ感性をもっていないということに。わたしはひとりで、夢中で続きを見はじめた。

なぜわたしが小学校時代にこのアニメに夢中になったのか。小学生のわたしはジョバンニに自分を投影し、カムパネルラに憧れた。ああなりたい、人の幸せのためなら自分の命は燃やしても構わないと、わたしもそう言いたくてたまらなかったのだ。

カムパネルラはいじめっ子のザネリが川に落ちたのを救おうと、自分も川に入りザネリを助ける。しかしカムパネルラは二度と水上に上がってこなかった。

誰かのために自分ができることは限られている。痛みを代わってあげることはできない。それでもなお幼いわたしは、自分を、苦しそうな母のために燃やしたかった。

カムパネルラに憧れたのだ。

車輪と歯車

この感情の記憶がよみがえったとき、久しく思い出していなかった夢が目の前にあらわれた。熱を出したり何か不安なことがあると見る夢は、かならず母が押しつぶされる夢だった。

油でギトギトして変な音をさせる大きな車輪に、母がつぶされる。全体が暗くて、先が見通せない。角のほうがとても暗い。わたしはいまでも部屋の角が暗いと、悪い夢のなかにいるような不安が、突然カーテンの幕のように目の前に降りてくる。あの大きな車輪が出てきてしまうようで、呼吸が浅くなる。

芥川龍之介の〈歯車〉を読んだとき、そこに描かれる「半透明の歯車」に、まるでわたしがよく見る夢が書かれているように感じた。

中学生のとき太宰治が好きだという友人がいた。わたしは大嫌いで、口喧嘩になった。そのときはよく説明できなかったが、よくいわれる太宰のナルシシズムや露悪が嫌いだったわけではなく、やすやすと人間世界のことだけに悩みを吐露できている、その安穏さが嫌いだった。

その代わりわたしは芥川が大好きで、中二のときの美術の授業で木彫りがあり、わたしは芥川の顔を彫った。なんでも好きなものを彫ってよく、あの有名な、頬に手を当てている顔写真が載った本を学校に持っていったのを覚えている。人間世界のなかだけを憂いているような太宰の落ち窪んだ目よりも、芥川のこの世の果てまで見通すような、ほくそ笑んだ顔が好きだった。

自殺の数か月前に撮られたという木登りをして笑っている芥川の動画を見るのも、死ぬ前の顔とはああだと思わせて好きだった。あの二か月後に死ぬということが、わたしには納得できた。自殺の前に眉をひそめて恋人を帯同しているであろう太宰を思うと、とにかくダサくて、本当に嫌だったのだ。

そう、これは〈歯車〉の連想だった。熱があるときに夢に出てくるのはかならず大きな車輪やタイヤ、あるいは薄暗い工場にある謎の機械。いまならわかる、あの機械は巨大なプレッサーだ。

圧力をかけて鉄のかたまりを押しつぶす大きな円柱。あれが母を押しつぶしていく。

母がつぶされるたび、わたしのほうも紙のようにペラペラになってしまい、おまけにサイズが縮小され、ふしぎの国のアリスみたいにみるみる小さくなって小指の先くらいまでになる。寝ながらでも、自分が豆つぶのように小さくなっているのがわかる。金縛りにあったように動けない。機械はまだ動いている。機械油でギトギトになりながら、母が押しつぶされていく。わたしは小指の先ほどの紙ペラ一枚なので、何もできない。ここはどこかもわからない。もう母も、わたしもどこにもいない。そこで目がさめる。

何かを叫んでいたのか、声を出していた感じだけが喉の奥に残っている。解体工場のような暗いグレーの空間と、つぶされた母、そして小さな紙ペラ一枚のわたし。

母の苦しさに対して何もできない。母はいつかいなくなってしまう。圧倒的な絶望と無力感、そして喉の渇き、飢えた心。

いまはもう全くそうした夢は見なくなったが、わたしは自分のなかのどの絶望を、夢のなかで燃やし尽くしたのだろうか。それとも絶望の燃えかすをいまだに生きているのだろうか。

「ヤングケアラー」への引け目

ジョバンニがヤングケアラーだと気づいてから、宮沢賢治の作品はケア的土壌にあふれていると考えはじめた。

馬車にひかれて怪我をした友人の指を「いたかべ、いたかべ」と言いながら吸って止血したという逸話が賢治にはあるが、人の痛みを自分のこととして感じることのできる特質は、〈雨ニモマケズ〉で「東ニ病気ノコドモアレバ　行ッテ看病シテヤリ　西ニツカレタ母アレバ　行ッテソノ稲ノ束ヲ負ヒ」という感覚につながるのだろう。〈永訣の朝〉もまた、死に臨む妹の、生の最期の光をどうしてもこの手で守りたいという想いに貫かれていた。

もうわたしも「ヤングケアラー」という言葉を普通につかえるようになってしまったし、この言葉をつかうことによる伝わりやすさを思い、あえて使用しているが、すでに述べたように最初にヤングケアラーという言葉を知ったときの驚きと戸惑いをよく覚えている。

わたしの謎の多かった幼少期はそんな分類に入るのか、となぜか名前を与えられたことに寂しさをおぼえた。心理をたどるならば、わたしだけの孤独が、「ヤングケアラー」として類型的な感情なのだと規定されてしまう寂しさ、個別具体的だったわたしだけの孤独が、わたしたちの孤独になってしまう寂しさだったかもしれない。

そしてこの寂しさは、自分の孤独と他人の孤独を比べることによる戸惑いと劣等感のようなものを、わたしに連れてきた。

ヤングケアラーというものにわたしが該当する、そのことによって起こった感情は、引け目だったのだ。圧倒的な引け目。もっと酷い体験をした人はたくさんいる。精神の病もつらいけれど、死の淵をさまよう病に付き添い、重い身体介助をともなうケアを担った子どももいる。いま問題になっているとおり、学校に行けない子もいる。

わたしの場合、母が「もうダメ」という状態になっても一時的なものだったし、存命でまだ元気だった祖父母の医院に、母子ともども逃げ込むこともできた。そこに行けば旧知の看護師さんもお手伝いさんもみんないた。どこにも助けを求めず家族三人で踏んばっていたときも、小学校に持っていくお弁当は父がつくってくれたし、多少の不便はあってもなんとか持ちこたえていた。

父のつくるお弁当は食の細かったわたしに食べさせたいという思いのかぎりにご飯が盛られ、それをフタが締まるまでぎゅうぎゅうやるので重く固められ、ランドセルのなかでずっしり重量があった。父の気持ちの重さを背負っているようだった。

でも学校には行けていたし、ヘビーなケアや介護を担っていたわけではない。ただ生活が立ち行かなくなる母を見守り、心配し、言葉をかけ、少しお手伝いができるようになれば、家のことや自分のことは自分でできるようにしていただけのことだ。

母は自分の命に対して絶望的に自暴自棄になることはあっても、わたしに危害を加えるようなことはなかった。もちろん母が自殺でもしてしまえば、わたしには取り返しのつかない禍根が残る。そのことに無自覚なのが親になりきれていない証拠だと、わたし自身が親になったいま、かつての母の甘えに腹立たしい気持ちになることもあるが、わたしの存在を否定したりすることはなく、わたしは確かめるまでもなく母の愛情を確信しつづけてきたように思う。

だから精神疾患が理由だとしても、親から子への愛情という水脈を疑わなくてはいけない過酷な子ども時代を送ってきた人と、ヤングケアラーとして同じ言葉で括られることに対して烈《はげ》しい引け目が生まれた。

わたしになんて話を聞いてもらいたくないかもしれない。わたしが、精神疾患をもつかつての子どもの聞き書きをするなんて、おこがましい。わたしは当事者のようでいて取材相手にとっては足りない当事者だ、もっと同じような体験をした当事者だからこそ聞けることがあるはずだと、引け目が自信のなさとなってグルグルまわる。

一方で、客観的に相手と距離をもって接することの優位性が、カウンセリングなど精神疾患の支援の世界では長らく唱えられてきたはずだ。ピアサポート、つまり当事者間の話し合いにこそ傷を癒す力があることが発見されたこの世界でも、少し違う体験をした、けれどもヤングケアラーの当事者として自覚のあるわたしが、多少の距離をもって聞けることもあるのではないか。そんなふうに振り子のような思いのなかで悩みながら、これを書いている。

わたしはいま、むしろヤングケアラーという名前があることに勇気づけられてもいる。名前が与えられ、その内部で体験の差別化が行われることで、問題はより詳細に分析されると思うからだ。寂しかろうが引け目に感じようが、いまも精神の病という謎の前でひるみ、謎が謎のままで苦しんでいる当事者がいる。啓発運動というものの力を信じてみてもいいのではないか。

多くの人が唱えはじめた途端に反発心で身を離す、そんなふうに粋がってずっと生きてきたけれど、矛《ほこ》を収めてもいいのではないかといまは思うのだ。

暗がりのなかで

ある人のことが思い出される。

きっとその人もヤングケアラーだったのだと、いまさら思い当たった。彼と出会ったころ、そんな言葉は露ほども知らなかったけれど。

その人は左耳が聞こえなくて、わたしはいつも右隣に座った。電車で一緒に座るとき、どちらが右か考えなくてもさっと動けるようになったとき、わたしは嬉しく誇らしくもあった。

その人のお母さんは舌癌を患って、彼が小学生のときに亡くなった。最期は壮絶だったという。にもかかわらず最後までタバコを手放さず、トイレで隠れて吸っていた。いくら言ってもタバコをやめない。その人はそれを母親の緩慢な自殺だととらえていて、恨めしく思っていた。

まだ小さい弟もいた。幼い自分たちを置いて先に逝ってしまう、そのことへの罪悪感はないのか、子どもたちのためにも残った生命にすがりつかないのか、それよりも目の前のタバコなのかと。

そのころわたしはまだタバコを吸っていたのだが、目の前でタバコを取り出すとその人は心底嫌そうな目で見つめた。しだいにわたしはその人の前でタバコを吸うのをやめてしまった。

その人の父親は、妻が病気になってから家事全般をやらなくてはいけなくなり、いつも切羽つまっていたという。

「掃除機を一日に何度もかける。いくら猫がいるからといっても、それは異常なほどだった」

父親が壊れていくのを見るのがつらかったという。

抱えきれない体験をもつ人が掃除中毒になっていく様を、わたしは何度か目撃している。心のなかの捨てられない荷物や、消せない汚れがある人が、掃除をして目に見える汚れを取り除くことで、自分のなかの不可視の汚れも落ち、輝いていく錯覚に陥るからだろう。

その人のお母さんが死んだとき弟はまだ小さくて、自分が支えなくちゃと思ったという。就職して東京に出てきても、故郷に残してきた高校生の弟に、その人はいつも心を傾けていた。家にいた猫だけが救いで、中学生のときに自分で彫ったというその相棒猫の筆箱を、いまだに大学に持ってきていた。しま猫がこちらを向いて笑っているカラフルな木箱のそれを部室で見たのが、その人に最初に声をかけたきっかけだった。

その人は母の記憶が希薄だった。そう言ってよいだろう。病に苦しみ自暴自棄になった母への抵抗感が鮮明で、よい母の記憶はまだ思い出になっていなかった。あるいはわたしには話さなかった。わたし自身は母の苦しみを自分の苦しみのように感じる癖がついていて、母の記憶は希薄なのではなく、むしろ過剰だった。


母の痛みをうまく感じることができず想像するしかない人間と、母の痛みを感じたくなくても感じてしまう人間。

この二人の悲しみは、布団のなかに入ると増幅した。最中、涙が出て仕方がなかった。なぜか涙が止まらないのだ。自分の壁と他者の壁を溶け合わすことが性の一つの様態なのだとしたら、母が日常的に苦しみ痛みを抱えている、そこに存在を映すように自分を投影しているわたしたちには、性は強すぎる溶解炉だったのかもしれない。自己の壁を溶かす、高音の溶解炉。

なぜ涙が止まらないのか、わたしはわからず戸惑った。わたしはただ片耳の聞こえないその人と話すのが、布団のなかのほうが容易だったから暗がりに潜り込んだのだ。その人は、人の話を聞くときに聞こえるほうの耳を傾ける癖があった。けれどその仕草は話しているときその人の目を隠してしまい、わたしは不安だったのだ。わたしたちには暗がりが必要だった。

布団のなかで聞いた、その人の母親がトイレにこもってタバコを吸っている場面が、わたしの目の前にあらわれる。もう何度目かわからない。何度も何度も再生しているのでビデオテープのように擦り切れ、ノイズが走っている記憶。

トイレのドアを開ける子どもだったその人の目は、死んだように絶望の色に囚われている。子どもと目が合った母親は、タバコを吸っている姿を見られた罪悪感と恍惚とに引き裂かれている。もう死は避けられない。タバコを吸って思考を正常に保ちたかったのかもしれないし、ひとりで死んでゆく、その時間を混乱しながら想っていたのかもしれない。子どもには想像もできない、わかりがたい時間だ。

それらの場面はいまでもわたし自身の記憶のように鮮烈に胸のなかに仕舞われている。

あるいはその人の前でタバコを吸いたくても我慢しているわたしは、その人が望んだ母の姿だったのだろうか。

布団のなかで涙の止まらなかったわたしは、誰かの記憶のなかにある感情をそのまま生きてみる恍惚に、ただ囚われていたのかもしれない。

わたしはあの人

精神科病院に任意入院した母の病室を訪ねていったことがある。そのときは自分の意志で入院していて、母は病室でいつもと変わらない生活をしていた。わたしが訪ねていくと笑顔になり、ティーバッグで紅茶を淹れてくれた。ほかに座るところがなくて、ベッドに座ってしばらく話し込んだ。母の背後の窓には、飛び降り防止の格子がかかっている。

ある人と仲よくなったと話していた。わたしと同年代の女性で、鬱で自殺をはかって入院しているという。しばらくして家に戻ってきた母は、その仲よくなった人を自宅に招き、ご飯をご馳走した。出かけていてわたしは留守だった。そのとき彼女が、実は娘さんと大学も同じだし、娘さん、つまりわたしのことをよく知っていると語ったという。わたしがまだ何者でもなかった二十代のころである。

それで怖くなって母はその人と連絡するのをやめてしまった。わたしはこの話をどう受けとってよいかわからなかったけれど、怖いというよりも、わたしは彼女の視線になってキャンパスのなかで、その人がわたしとすれ違ったことがあるのを感じていた。きっとその人が見たであろう光景を、わたしは思い出してみる。

階段教室の窓に近い席に座っているわたしを、その人は見ている。窓の奥では冬の枯れ木が風に揺れている。

と、わたしが視線に気づいて一瞬こちらを見た。その人が見たであろうわたしの目は無表情で、ガラスのようで何をも映していない。いまのわたしは、その人が見たであろうかつてのわたしと、目が合っている。わたしたちはお互いに「わたし？」と黙って尋ね合う。過去のわたしはその人から目をそらした。

そのころわたしは、自分自身が二人登場する8ミリ映画を、一人映研の部室で編集していた。公園を散歩していると池の向こうからもう一人のわたしがボートに乗って近づいてくるという映画だった。映画のなかで二人のわたしはお互いに「わたし？」と聞き合った。そして一方が右足を出せば一方が左足を引くという、ダンスまがいの動きを永遠にやってみせるのだ。

なぜもう一人のわたしが登場する映画を撮ったかといえば、部屋で受験勉強をしていたとき、ベランダに出て部屋のなかを見たら、机に座って勉強をしているわたしがそこにいたからだった。わたしはわたしを見たのだ。

わたしはいたるところに遍在している。誰かに見られ、その見られた世界のなかで、わたしはまた生きはじめる。そういう感覚が明瞭にあのころにはあった。

階段教室のわたしが目をそらしたので、その人は自分のノートに目を落とす。デカルトについて語る論理学の先生が数式を黒板に書くコンコンという音が教室に響きわたっている。その音を、わたしもたしかに聞いた気がする。するとわたしは、精神科病院のなかで知り合った母の友人として、いつかこの自宅に招かれたことがあるような気持ちになる。母と同じ病院に入院していた人はわたしだったかもしれない。


わたしは誰なのか、本当のところはよくわからない。

わたしというのは無限の層のようで、誰かのことを想像すれば、その人のことが自分のなかに折り重なっていく。

彼女もそうだったのかもしれない。母から聞きおよぶ〝わたし〟の話を聞きながら、いつか自分が〝わたし〟だったような気がしてしまったのではないか。わたしの母を自分の母として、この家のなかで感じたことがあったのではないかと。

彼女が本当にわたしと知り合いだったとは思わない。そう告白してしまわざるをえないような、自己喪失と自己転移のようなものを、体験したのではないかと思えるのだ。

声が聞こえてくる。姿は見えないけれど、声が波のようにこちらに。

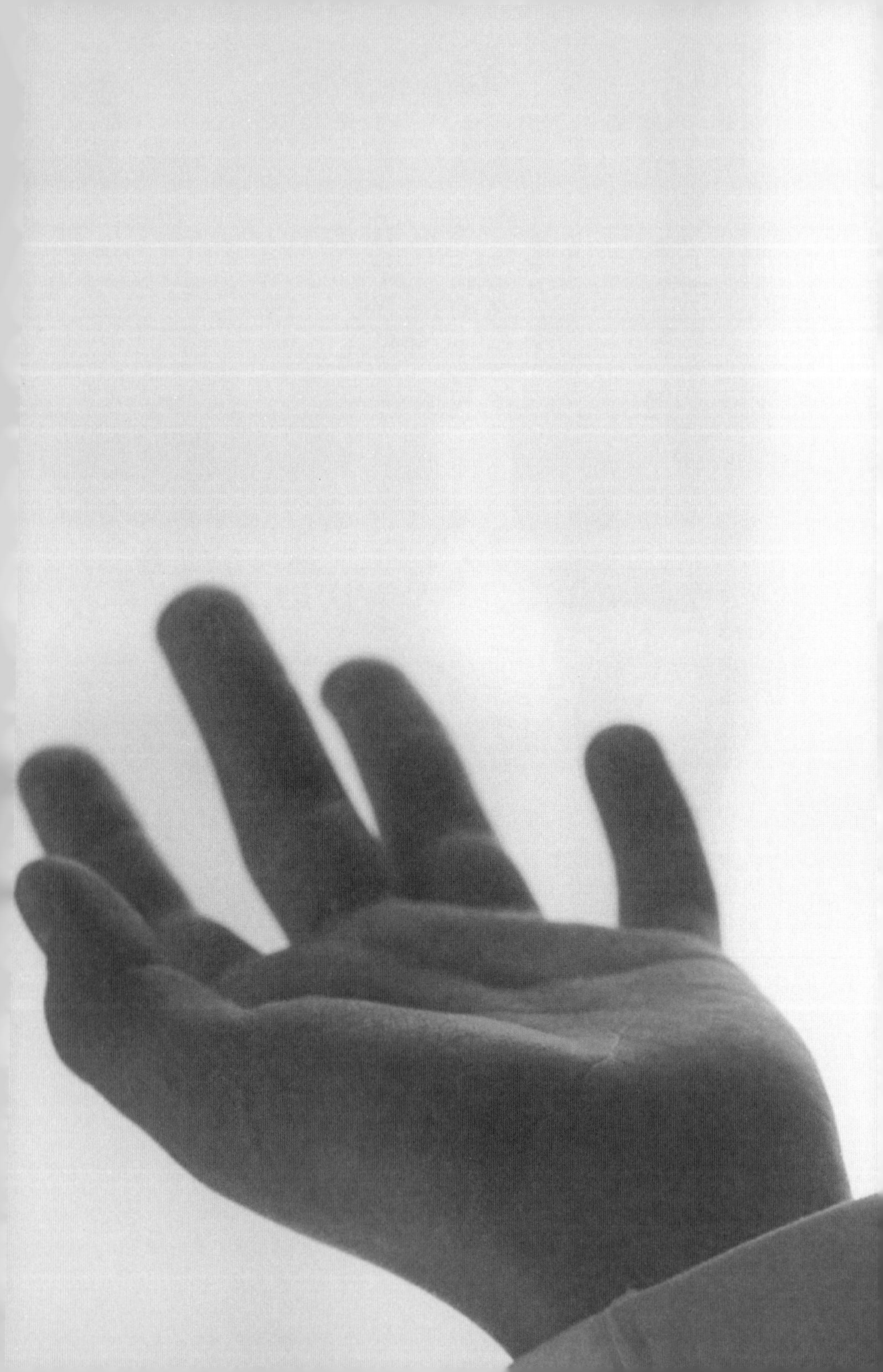

4

わたしはなぜ書けないか

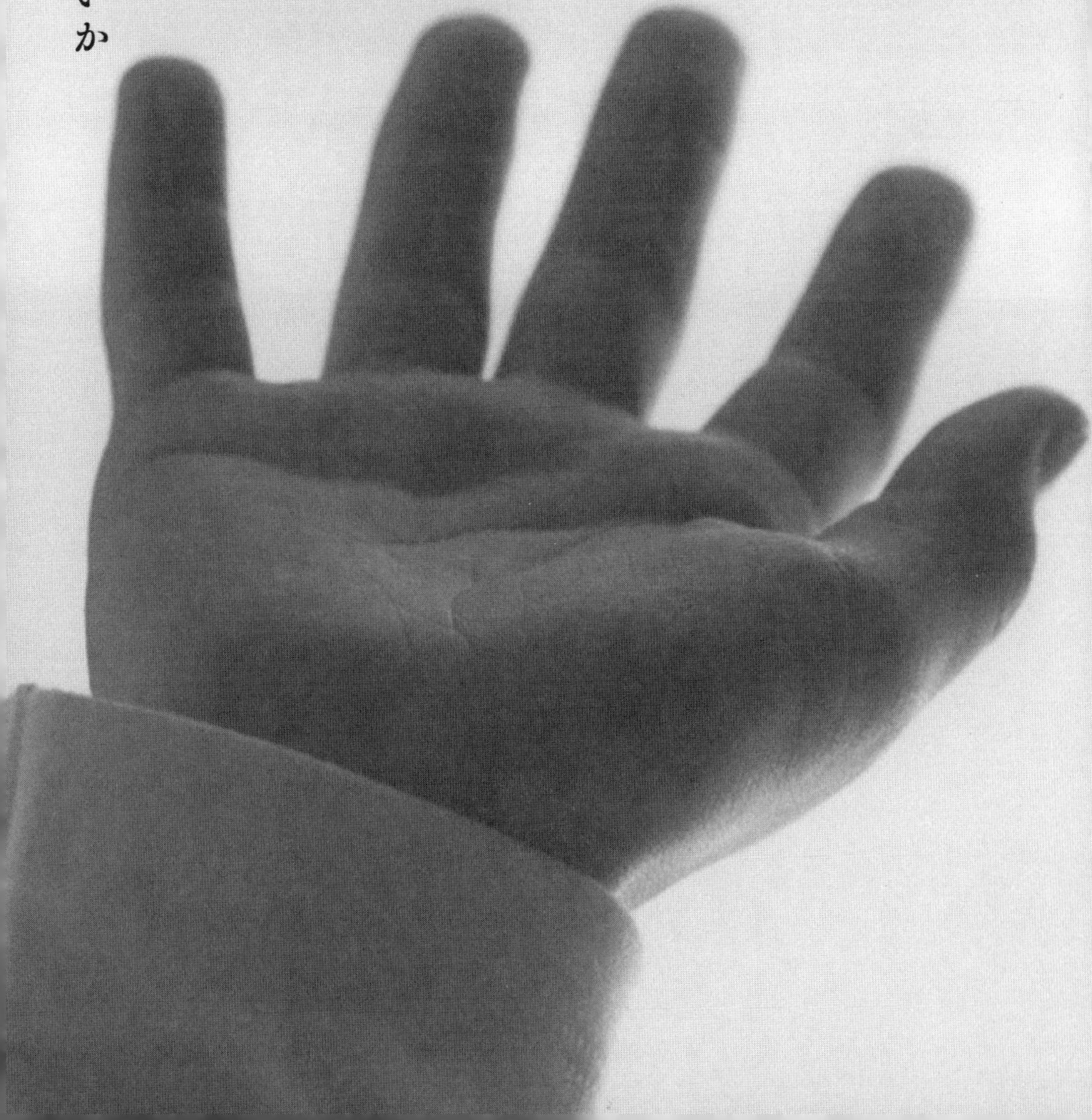

わたしは立ち止まってしまっていた。
悩みはじめたときは桜の蕾がほろこびかけていて、こうしてやっと「筆が止まっていた」と書くために筆をとれるようになったいま、わたしの上空にはうろこ雲が浮かんでいる。つまり二つの季節がまるまる過ぎるまで、わたしはただ立ち止まり、呆けてしまっていたのだ。

昨年からわたしは、ヤングケアラーを書くのだと意気込み、赤ちゃんを産んで間もない身体で快調に走っていた。ゴールテープの向こうには医学書院の編集者・白石さんが、こっちこっちと手招きして待っていてくださり、中村さん、ヤングケアラーのことを書きましょうと言われるままに、前作『マザリング 現代の母なる場所』（集英社、二〇二〇年）で多様な「母」の言葉を聞いていったのと同じように、家族のケアをしてきたかつての子どもたちの言葉を聞こうと、ペンを片手に意気揚々と走っていた。

ヤングケアラーという言葉は、この数年でぐっと身近な言葉となった。厚生労働省による啓発活動にはとても勢いがあり、NHKや新聞各紙でも多くの特集が組まれていた。見るものの考えることも多かったが、わたしはこれまで自分がやってきたように、ひとりの当事者として、内的に、親密に、この問題に取り組みたかった。

ヤングケアラーという言葉で括られることによって見えなくなってしまう、一人ひとりの多様な個のあり方に近づきたい。それは「母」という言葉で覆い隠されてしまう、一人ひとりの女性の内的な現実にアプローチした前作の姿勢と同じだった。

お蔵入りと取材拒否

何がわたしを立ち止まらせたのか。

具体的には、二度続けて取材対象者に原稿を載せないでと言われたのだ。つまり二つの完成原稿がお蔵入りになったのである。

二つぶんの作業時間は、昨年の十一月から三月まで、五か月あまりにわたっていた。取材や執筆にかけた労力と時間がすべてパアになったことは、それでも大したことではなかった。それよりつらかったのは、ヤングケアラーについては、これまでやってきたような聞き書きでは書けないのかもしれないと感じたことだった。

取材を受けた後になって家族に相談し、自分ひとりが勝手に語ることはできないと思い直して掲載不可を告げた人もいるし、その人だということが決してわからないように性別やプロフィール、エピソードも改変したが、やはりあらためて原稿になってみると公になるのが怖くなったので、掲載を取り下げてほしいと申し出た人もいる。

そもそも取材すること自体、これまでわたしの友人三人ほどに依頼し、すべて断られている。

わたしのことではなく、母のこと、父のことだから、彼らがどう思うかわからない。きょうだいは違う思いを抱いているかもしれないし、自分の見方がすべてではない。あまりに個人的な物語だから話すのが怖い、あるいは胸のなかでつくりあげている家族の物語が、陰日向で自分のバランスを保っているかもしれないので、まだ外に出すのは早いと思う、など。

自分はケアを全面的に担っていたわけではないから、いわゆるヤングケアラーには当たらないと思う、ということも三人全員が話していた。

わたしは当事者ではない

ここにはある共通の事態が起こるべくして起こっていると思った。彼らはみな、自分が当事者だとは思っていないのではないか。実際ヤングケアラーという言葉を知ったときどう思ったかを聞くと、自分のことではないと思った、と答える。

わたし自身もそうだ。

NHKで特集されるような、母のかわりに朝から晩まで家事をし、きょうだいたちの世話をし、母の身体介助でオムツ替えやお風呂に入れることも日常で、父親もおらず自分しか母のケアをする人がいない、学校に行くのもままならない、そういう人がヤングケアラーであって、わたしはただの、ちょっと病弱な母を気づかっている子どもなだけだと。どこの家庭にもいびつさはあるものだし、わたしは学校にも行けている。父もいる。自分は何かの当事者ではない。「当事者」と呼べるのは、病を抱え日常生活が送れないその人のほうなのだ。

わたしの母は、若いころから精神的な不安定さを抱える病気の当事者である。過剰な投薬も含め、日本のいまの精神科診療の犠牲と負担の末に母がいるとも感じていた。ときおりベッドから起き上がれない母はとてもつらそうだ。だけど、わたしは何の当事者なのか？

ヤングケアラーという言葉が新聞に躍り出るようになったときの戸惑いについては、前章にも書いた。状況的に定義を当てはめるとわたしもそうなのかもしれない。けれども、もっと抜き差しならない状況の子どもたちも多い。その言葉をつかうのさえ引け目を感じる。啓発活動がもたらす副作用である。

当事者ではないのではないか。その思いを、わたしは深く身体の奥に内在させていた。だから取材した人たちが、わたしのことならまだいい、家族のことを好き勝手に書かれるのはキツいと言うとき、その思いもわかると深いところで理解していた。

その人たちの思いを受け止めながら、わたしはだんだんと低迷しはじめてしまった。何か書こうとしても、砂を喰《は》んでいるような虚しさに囚われた。書く意味も見出せない。次にどんな人の話を聞いたらいいのかもわからない。また原稿がボツになるのではと、正直怖い。

走っていた足は完全にストップした。それで数か月間、書けない書けないと、それだけは毎日思いながら生活した。

本当は連載を辞退したいと思いながらも口には出せず、わたしは一つのアイデアとして、一度専門家の意見を取材したいと提案したのだ。ヤングケアラーの少女を描いたわたしのAR映像作品『サスペンデッド』（シアターコモンズ、二〇二一年）の評論を書いてくださった、臨床心理士でユング派分析家の猪股剛さんにお会いしたいと思ったのだった。

猪股さんは、わたしの作品を「二重化する自己」というキーワードと、精神科医・中井久夫の「心のうぶ毛」という言葉で表してくださっていた。そしていま振り返って思うのは、取材という名目で会ったのだが、わたしはただ、いまの苦しさを猪股さんにぶつけたい、話を聞いていただきたいだけだったのかもしれない。

引け目の連鎖

医学書院本社の、驚くほど権威的なたたずまいにひるみながら、会議室で猪股さんと再会した。この日の取材のねらいなど、はじめからわたしにはほとんどなかったのだと思う。

わたしはのっけから本題に入った。わたしは当事者ではないのではないかと悩んでいると。いまの状況が苦しいのは、二回続けて原稿がお蔵入りになったことだけでなく、自分は当事者ではない、という思いを抱えているつらさなのだと。つらいのは本人なのだ、当事者は病気を抱えた本人なのだ、だからそのすべてを語れるわけではない。そんななか、ヤングケアラーについて書きつづけるのはつらいと。

猪股さんは驚かれたと思う。いきなり執筆という悩みの吐露なのだから。ここはカウンセリングルームなのか？と。

中村「ヤングケアラーは当事者なのだろうか、と思うんです。母は疑いもなく当事者だけれど、それを気づかっていただけのわたしは何かの当事者なのか？　当事者という言葉の重さも降りかかってくるんです。それにわたし自身、全部は話せないんです。まだ母は生きているし、自分のことならいいけれど、病の当事者の母のことをすべて話せるか？　やはりできない。この題材を書くむずかしさに直面しています。そもそも、つらい体験を言葉にする意味はどこにあるんでしょうか。むかしカウンセリングを受けたことがあるんですが、言葉にすること自体しっくりこなくて、一切合切やめた経験があるんです。精神医学って何をするものなのだろうと。言葉にすることはケアになるのでしょうか」

こうして、当日のわたしの質問を書き起こしてみても、ぐちゃぐちゃである。いきなり精神医学まで主語が大きくなって、さらに精神医学と言葉の関係にまでテーマが拡張されてしまっている。猪股さんはさぞやお困りだっただろうと思う。わたしは猪股さんの穏やかなたたずまいと深い懐に、ただ乱暴に玉を投げただけなのかもしれない。

しかし猪股さんは、「そうかあ」と穏やかに笑いながら言った。「中村さんが当事者という感覚をもちにくい、とは思ってなかった」と。

つまり典型的なヤングケアラーに、やはりわたしは客観的に、自然に該当するらしい。だとしたら、ヤングケアラーが寄り集まって、わたしはヤングケアラーではないと言い合う状況はなんなのだろう？

中村「そう思う人、ヤングケアラーのなかでも多いと思います。ヤングケアラーが集まったとき、わたしは当事者なのか？となる。引け目もあるんだと思います。ケアをすることで学校に行けなくなるヤングケアラーもいるから。震災でもそうですよね。家をなくした人は、わたしより家族を亡くした人のほうがもっとつらいと。家族を亡くした人は、いえ、亡くなった人のことを思えば、わたしはまだ命を与えられたと。当事者間で無限の引け目がさざなみのように広がっていく。わたしより大変な人がたくさんいるから、わたしが偉そうに代表して語れない、という思いもある」

猪股さんは「ふわーん」と少し困ったような顔をして、「身のまわりにヤングケアラーはいたんですか？」と聞いた。

中村「幼いころについては、いないです。『サスペンデッド』で描いた、学校帰りに友達の誘いを、今日はちょっとだめなんだとお茶をにごして断る場面はわたしのエピソードですが、家の中と外では別の顔をしていました。学校から帰ってきて、ドアを開けるときに、母が朝と同じ体勢で暗いベッドで寝ているんではないかと想像して、ドアノブに手をかけるまでにイニシエーションが必要だったんです」

猪股「それを聞くと……当事者なんじゃない？」

中村「そうですよね、いま話しながら、そう言われると思いました」

　なんだか書いていても馬鹿みたいだが、いくら当事者でも、こうして引け目を感じて、自分が当事者かどうか悩むという心理はいったい何なのだろう。

　猪股さんは、「引け目の連鎖というのは、たしかに自分がいまいる共同体から抜けられない人がなるもので、中村さんはそういう共同体からも自由なのかなと思っていたので、引け目をそこまでもつんだなと驚いているんですよね」とおっしゃった。

家族をだしにして！

　そこで猪股さんは、その場に同席していた医学書院の白石さんに質問を投げかけた。

猪股「当事者研究というのも、同じ悩みをもつものですか？」

白石「うーん……。当事者研究の裏には、病理を一方的に決めつける専門家への否定感が貼り付いているんですよね。ヤングケアラーは、その図式から外れてるのかもしれません。

とはいえ、自分だって困っている当事者なんだとは言いたい。その〝だって〟の部分が大事なんだと思います。無視されたら困るけれど、自分が主役だと言われてもまた困るという感じでしょうか。障害や病気のきょうだいをもつ当事者の会でも、最後は自責になると聞いたことがあります。当の家族を〝だしにして〟と」

中村「だしにして！ まさにそうです」

わたしは横入りしてしまった。

統合失調症やその他の精神科疾患を抱える人は、精神科医やカウンセラーなど専門家がいつも自分の苦しみを代弁してしまい、自分はその「研究」に不在である、という思いを抱えていた。患者は医師の御託宣をありがたく頂戴しなければならない、という不文律の権力関係がつねにつきまとっていた。投薬しかり、入院の判断しかり。それに対して、苦しんでいるのはわたしたちなのだから病気の研究は自分たちでやります、としたのが、そもそも「当事者研究」のはじまりだ。

たしかにその図式で当事者というものを考えれば、「ヤングケアラーの当事者」というのは、やはりずれている。当事者性は、病気の本人に照らされる形でしか存在しない。家族の病気が少しよければ、わたしはやすやすと自分の欲望にだけ従う時間に戻れる。家族に助けが必要なら、自分の予定を少しどけて、気づかう。

でもそんなこと、普通のことなのではないか？　いつもそう思ってしまう。

自分はヤングケアラーとしてこんなにかわいそうだった、つらかったと宣言するのは、病の当事者である家族をまさに〝だしにして〟自分を悲劇のヒロインの椅子に座らせているのではないかと、どうしても引け目が抜けない。

そしてふと思う。引け目をもつことで、わたしはわたしを守り、癒しているという可能性はないのかと。

背後のヤングケアラーには「触らない」

精神科医やカウンセラーというのは、病の当事者である病人に相対しているけれど、その裏にヤングケアラーがいると感じたとき、彼らのことに触れるのか触れないのか？

中村「患者の背後にヤングケアラーがいると感じたとき、専門家は直接に手を伸ばさないのでしょうか？」

猪股「家族が精神科受診をしていて、家庭が破綻しているというケースはあります。ヤングケアラーという名前をつけられてしまう人も診ています。でも、わたしのところに来ている本人のこと以外は、考えないようにしています。患者本人は家族のことを考えているけれど、〝彼らが考えていること〟としてわたしも考えるけど、それを踏み越えないようにしている。大事なことだと思っています」
中村「クライアントの背後にヤングケアラーがいるかもしれないと思っても、自分からは触らないということですか？」
猪股「ほとんど触らないですね。もし患者さんの話のなかに出てきたとしても、触らないですね。たとえば、わたしの病気が息子の人生を狂わせている、と話されても、わたしからこれはこうですよね、ああですよねとは言わない。触らない」
中村「何人かのヤングケアラーの顔が浮かんでしまいました。そうやって専門家に見ないふりをされてきてしまったから、わたしたちはいないものとされた、手を差し伸べられてこなかった、見て見ぬふりをされてきたのだと、恨みをもっている人の顔が見えてきます」

わたしは以前、ヤングケアラーについてトークをしたときに、最後に質問を投げかけてくれた、自分もケアラーだったという女性の顔を思い浮かべながら話した。
中村「社会の側に受け皿があったらどうですか？　一つの家庭にヤングケアラーがいるとわかったら家族全体に対しての支援がはじまるという、ドイツで行われているようなシステムがあったら、触るのでしょうか？」

猪股「システムが違ったら、対応もすべて変わると思います。いまはヤングケアラーに限らず、とにかく厚労省も家族に返しますよね。たとえばお父さんが病気で、あの家は大変だと思っても、娘さんがいるわ、よくやっているわ、と世間もそう考え、娘自身もその期待を引き受けてしまっていることが多い。わたしのクライアントで一歩越えていく人は、みずから家族神話を壊していく人だという気がしています。それもこちらから言うのではなくて、自分から家族を崩していく。そうすると一歩越えますね」

中村「日本で家族はもうすでに崩壊しているのにもかかわらず、崩壊していない前提で、国も厚労省もケアを家族に返す、という話を以前にもされていましたね」

家族を壊せば回復するのか？

わたしも家族を壊した、崩した経験がある。ケアの一員からもうわたしは脱落する、それで誰かが死んでしまっても構わないと思って、部屋からばーんと出て行ってしまったことが。わたしが手を差し伸べないことで誰かが死んでも構わない。全力で逃げ出して、けれどもその後やはり戻ったのだ。わたしは背負いつづけるほうを選んだ。

家族を壊すことが回復につながる。本当にそうだろうかと思う。ヤングケアラーにとって、もっと敷衍《ふえん》するならアダルトチルドレンにとっても、家族を崩すことは問題の解決なのだろうか。

いつもわたしはわからない。

たとえばわたしを苦しめる母を悪の一方に置いて、それを放置し、見て見ぬふりをして、母のケアの重要な部分をわたしに担わせようとする父を悪のもう一方に置いて、それでその悪すべてを排除し、自分のなかから消し去り、あの人たちをわたしの内から切り捨ててしまおう、距離を置こう、逃げ出そう……。

至極まっとうな、世間知のようなものに感じる。たぶん誰かに相談すれば、そんなふうにアドバイスを受けるだろう。専門家に、カウンセラーに、精神科医に相談すれば、きっと悪い親からは距離を置き、逃げ出し、自分を守れと言われるだろう。

しかし、逃げ出し、距離を置いた先に、いったい何があるのかとわたしは思ってしまう。共依存などという言葉を当てはめられても構わない。世間が言う〝悪の〟家族は、わたしに喜びも、悲しみも、嬉しさも、存在意義も、与えてくれるもっと不分明なものだ。不定形なものだ。

病気の当事者のゆらめく姿態によって、わたし自身も刻一刻と、色と光を変える。家族とはそんな乱反射する万華鏡のようなものだ。謎そのものであり、親もすべてをわかって何かを成しているわけではない。

親になってみると、心底よくわかる。迷いながら、悩みながら、子にあんな顔を向けてしまったと今日の後悔と忸怩《じくじ》たる思いを抱えながら、眠りにつくものだ。親は子に影響を及ぼす、安定して王の座にいつづける権力者として、固まっているものではない。子に被害をもたらす、安定的な悪の供給源ではない。子の表情ひとつで、明日からの態度を改めようと決意したり、それを忙しさのなかで忘れ、また反省し、を繰り返す変容体なのだ。

娘にわがままを言われれば、かつて母にわがままを言えない娘であった自分を思い出し、いさめる声を小さくする。そうやって親というものを初体験し、学びながら成長している。成長はしているが、まだ死の床にはいない、未熟な、ひとりの人間なのだ。ただ子より先に生き、子を成す決断をした。その責任を果たそうと、もがいているだけなのだ……。

子は、そうした親の万華鏡のような変容体に翻弄される。良いときも悪いときもある。曇り空から急に強烈な陽が差し込むこともあれば、晴れていたのに天気雨のように大きな雨粒が落ちてくることもある。子にとっては理不尽で謎だらけだが、親にとってもその変調は予測できない。つい子は、親に不動の安定感のようなものを求めるが、父も母も全能ではない。つまり絶対の悪は存在しない。一元的な毒親なんて存在しないとわたしは思う。

猪股さんはユング派の分析家なので、そのクライアントしか見ないと言ったのだとわたしは思う。目の前のクライアントを救うにはどうすればよいか、ただそれだけを考えたとき、その背後にいるヤングケアラーのことは「触らない」と述べられたのだと思う。
ユング派は夢を分析する。不定形の、自分では言葉にさえならない、その人の無意識の領域に足を踏み入れる。猪股さんはそれを「心をつくる」と言った。クライアントにとっても未知の領域をともに見つめ、その人が「心」をつくるさまを見届ける。それしかできない。
猪股さんが言っている「触らない」は潔癖さのことであって、冷酷さのことではないだろう。無意識の領域に足を踏み入れることで、クライアントが家族を捨てるなら、それもまたよし、無意識を見つめることでクライアントが家族を捨てられないと思うなら、それもまたよしだとわたしは思うのだ。

突然の断筆宣言!

家族を壊したことがあると書いたが、これ以上、わたしは語れない、語らない、語りたくないと思っている。いつか、すべてが終わったら書くかもしれないが、いまではない。そう思っている。そういう人もまた多いと思う。わたしは続けて聞いた。
中村「でも、家族を崩したという話は、これ以上詳細にはできません。この話は玉虫色にしてきたいんです。この経験のなかで、わたしは被害者でも加害者でもある。でも言葉にすると、どちらかに、たとえば自分は被害者であるというところに固着化してしまって、一面的な物語になってしまいそうなんです。被害者でも加害者でもあるような体験を、わたしはときおり胸のなかで眺めにいくんです。その時間がわたしには必要だし、大切なんです。ものをつくる人間だからかもしれないけど……」

そこで、白石さんが参戦した。

白石「『食べることと出すこと』を書いた頭木弘樹さんは穏やかな人だけど、その点については同じように強情ですね。紋切り型のわかりやすい言葉で物語にしてしまったら体験の豊かさは壊れるんじゃないか、とおっしゃっていたことがあります」

中村「波打ち際がその日の光によって姿を変えるように、ときおりその波のように幾重にも見える体験のそばにたたずんで、眺めにいくことが自分にとっては大切なんですよね。それが一面的な姿しか見せなくなったら、固定化してしまったら、わたしは生きていけないと思います」

わたしは夢中になって話していて、自分の内面を見つめるようにして、向かいの白壁をずっと眺めていた。何か一つ話し終えた気がして、視線をその場に戻すと、猪股さんが

「中村さん、やめたら？　連載やめたほうがいい」と言った。

わたしは即座に聞いた。「やはりそう思われますか？」

実はその言葉こそ、今日猪股さんにここで言ってほしい言葉だったのかもしれない。そんなことを、つらつらごにょごにょと呟いていると、もう一度猪股さんが「やめたほうがいいのではないですか」と念を押した。わたしはおずおずと白石さんの顔を見た。

中村「すみません、わたしは今日この場はそういうことになるのではないかと思っていたんです。ごめんなさい。連載は休止します」

もののみごとに断筆宣言をしてしまった。白石さんは苦虫をつぶしたような顔をして、「いつかは書いてくださいね。ぼくの定年までには、書いてくださいね」と言った。

黙る自由がわたしを支えている

そして、かなり時が経った。こうしてまたわたしは、そのときのことを、ここで書いている。なぜかと説明する前に、わたしの傷と、言葉との関係について記したいと思う。

言葉が消えていくかなたを見たい。言葉の消失点に触れたい。これはつねづね感じていることだ。そしてその思いは、世界のすべてを見渡すことはできない、という感覚とセットになっている。

とくにどこかでできてしまった傷、えぐられるような傷を自分のなかに感じているならなおさら、語られないことのほうが重い、語られないことのほうに意味がある。こうして一生懸命に書いているが、ここで語れないこと、語りたくないことのほうに圧倒的に意味がある。語らないことで、心が落ち着く。語れば落ち着かなくなり、それを無理やり落ち着けようとして、無理な着地点を探して、安っぽく類型的になる。頭木さんが言っていたという紋切り型というのは、そういう逃げ場のようなことだろうと思う。

いつだったかわたしは友人と沖縄料理屋さんで飲んでいて、話から彼がヤングケアラーだと思えたので、後日、取材をしたいと相談した。彼はこう書いてきた。

「自分の物語を錨《いかり》にして、心のなかの混沌に耐えてる人もいるんでしょうね……。わたしもそうかも」

だからまだ話せないと。錨をはずしてしまったら、彼という船は難破してしまう。人は受け止められない経験をしたとき、自分の物語を自分でつくり出し、それを支えに生きていく。人がつくった物語ではだめだ。物語というのは言語化することとは違う。そのつど自分のなかで上映され、流れてくる記憶のようなものだ。

黙っていても、人はなんらかの物語をその身に抱えている。それを他者の前で言葉にして語ってしまうのは、危うく保っているバランスを壊してしまう。黙ることで、人は自分のナラティブを守るということがあるのだと思う。

語る権利と自由が取り沙汰される時代のなかで、黙る権利と自由を、わたしは愛している。むしろ黙る自由が自分を支えているのだと自覚する。

当事者が語り、告発し、自分をさらけ出し、明るみに出すことの価値が見直されている時代。それでもわたしは何を黙り、何を言葉にしないのか。その人にとって言葉にしない部分はどこなのか。そのまなざしを大切にしたいのだと今回の経験を通して思う。

寄せては返す波を眺めるように

わたしの心は言語化されず、行き場をもたないからこそ自由なのだ。つらい体験は、自分の心のなかで泳がせておくことで、寄せては返す波のように引いたり押したりする。岸に上げてはいけない。上げてしまったらそれは、どーんと居座る巨大な岩のようになり、海岸に行くたびに存在を主張する。否が応でも目に入る。

ただし注釈をつけなければならない。つらい体験がトラウマとなってフラッシュバックを起こしている場合などは、治療として語り、定着させ、叛乱を起こす悪い記憶を自分でコントロールできるようにならなければいけないのだろう。あるいは当事者の勇気ある告発が、隠された事件を明るみに出すこともある。

しかしフラッシュバックのように悪さをするわけではなく、ただときどき波打ち際で寄せては返す記憶の波間を眺めにいき、新たに気づいたり、考えを深めにいくような場合は、一つの線状に、記憶を組織化しないでおくほうがその人を救うこともある。あの日あの場所での自分のふるまいや発言を後悔したり、相手の意図にはじめて気づいたり、深く触れ直したりする。記憶とそういうつきあいをしている人間にとっては、語らないことのほうが重要だ。

寄せては返す波は、そのつど形を変え、色を変え、光を変えてわたしの前にあらわれるが、言語化してしまうとこのゆらめくような変化はあらわれず、いつも同じ面を提示してくるだけになる。記憶は固着化し、むしろ言葉によって上書きされ、もとの動的な記憶の残滓《ざんし》はものすごく後ろのほうに退いてしまい、しまいには言語化された部分だけになってしまう。

何度も何度も、似たような言語で語ることにより、最初に存在した多元的な、どのようにでも解釈可能だった記憶は失われてしまい、言語とセットになった動かない面のような記憶だけがそこに残る。物語ることの自己治癒力はたしかにあるのだろうが、それはとても怖いことだ。豊穣だった意味が単一のレールに乗せられ、自分に都合のよい記憶にしかならなくなる。

何か事件がある。自分は被害者なのだという自覚があるとする。けれども、もしかしたら加害者の側からも事件を振り返ることができる。そのくらいの多義的な記憶として、あいまいに、まだらに、自分のなかに残っている過去。しかし言語化し解釈すると、多義的だった記憶は突然、自分のために組織化されてしまう。自分への批評性をも失ってしまう。


ここまで書いて、この働きについては、ベルクソンの過去の分析がそのまま当てはまることに気づく。

有名な円錐の記憶の図は、頂点となる円錐のてっぺんに、日常的な行為にとって必要な、よく使える「短過去」としての記憶があり、その奥には無意識的に広がる無用な、闇のような記憶があるということを示していた。

多義的だった事件がこの円錐のボトムに広がる無意識的な過去だとしたら、言語化することによって過去が円錐の頂点のほうに移動して、よく取り出すことのできる、使いやすい、カジュアルな「過去」になる。そういうシステムになっているのだろう、わたしたちの脳と心は。

カウンセリングの思い出

聞き取りのプロとしてのカウンセリング技術のことを思い浮かべる。二十年ほど前に不眠で通っていた精神科で薦められて受けたカウンセリングを思い出している。

カウンセラーは客観的ということを装って、わたしのすべてに踏み込んでこないようにしていた。あるいはその技術があった。その技術のなかでわたしは泳がされているようだった。

カウンセラーの技術がどこに向かっているかというと、それは「回復」ということだった。あるいは「前進」。しかし具合の悪い、出口の見えない心の痛みを抱えている人は、人と話しているときに、本当に「回復」し、人生を「前進」させたいのかどうか。自分の胸に手を当てて考えてみても、本当のところはよくわからない。

カウンセラーと話をしていると、わたしは何かの目的のために傷を言葉にし、話をしているわけではないという強烈な違和感に苛まれることが多かった。しかしカウンセラーと相対しているとどんどん掘り進められて、いままで自分でも言葉にしたことがなかった親への不信感だとか、恨みとか、悲しかった思い出とかを、言葉にせざるを得なくなってくる。カウンセラーが目の前にいて、わたしの言葉を求めているので、その求めに応じてあげなくてはいけないという、妙な義務感というかサービス精神が発動する。

カウンセラーの聞く技術は、わたしを「回復」させようとしているので、わたしの名状し得ない感情に「悲しみ」とか「孤独」とかの言葉を与えると、彼女が内心喜んでいるのではないかという妄信が出てくる。

嫌なことには嫌と言っていいんですよ、悲しかったんですね、おつらかったんですね。わたしの言葉を繰り返して、「受け止め」を行っている彼女の一挙手一投足は一つの技術なのだろう。しかしそこには人格のない、その人の感情が読めない、鏡にもなり得ない、言葉が反射して返ってこない、のっぺらぼうがいるだけだ。

きっと出会った人との相性が悪かったのだろうと思う。技術ではなく人間として相対するカウンセラーがいるのも知っている。カウンセラーの力で、長らく治らなかった鬱が治った人も知っている。あくまでわたしが出会ったカウンセラーが、わたしの治療に対する微妙なあり方を共有できなかっただけだと思う。傷をどう治したいか、あるいは治さないでいいようとさえ思っている、わたしの痛みに対しての感覚は厄介きわまりないので、カウンセラーにとっても酷なことだと思う。

ただわたしは、カウンセリングを受けたあとの帰り道、こんな感じなら居酒屋にでも行って、昼間から酔っ払ってふらふらしている人に幼少期の体験を開陳して、あることないこと勝手気ままに言われるほうがいい、と思った。そこには人間性の核というものがあるから、わたしはその人の言葉に反発でも同調でも反省でもできる気がしてしまったからだ。

可哀想な娘は軽薄な涙を流す

カウンセラーは、わたしの話にうんうんうなずいてメモを取っているだけで、表情から感情は読み取れない。あるいは感情を出すことを技術的に禁じられている。職業上、自分を守るためにも、心に一定の距離を置いている。

わたしは自分の傷を言葉にしながら、毎日ヘヴィーな話ばかり聞く仕事も大変だな、と妙な同情心のようなものがわく。

カウンセラーを前にしていると、何か強い無常観に襲われる。この人は職業としてここにいるのであって、この人はこの人そのものとしてわたしの話を聞いているのではなく、クライアントはこう言ったというメモ書きをカルテとして上げ、提出したいからここにいるんだろうとまで思う、冷酷な自分をやめられない。

提出したら、この人は自転車に乗って、鼻歌でも歌って、夕飯のおかずのことを考えるのだろうと、冷ややかな気持ちで、わたしはどんどん幼少期の寂しさだとか、悲しみに言葉を与えてあげることになる。話したほうは、話したことの重さで、残りの一日を送れなくなるほどダメージを受けるというのに。

言葉にすればするほど、わたしの幼少期はさも悲しげな、寂しげなわかりやすい類型に棚上げされていく。自分でも、誰か別の人のセンセーショナルな、わかりやすい勧善懲悪のドラマでも見ているような気持ちになり、軽薄な涙がたくさん出てくる。これはもう自分のためだけではなく、カウンセラーの無言の求めに応じるため、この人に高いお金を払ってこの場を設けた自分の選択を無駄にしたくないがために、わたしは可哀想な娘を演じつづける。

カウンセラーだってクライアントにこんなふうに思われているのだとしたら、哀れだ。そうしてわたしは、精神科医が薦めるがまま受けたカウンセリングを二回ほどで辞退してしまう。毎回ただひたすら消耗し、泣き疲れ、午後の予定はご破算になる、そんな自分が許せなかったのだ。

たかだか何回かしか会っていない人の「技術」のなかで、自分のもっともやわらかい傷を解放し、安易にその場で思いついた言葉で、不可視の傷を規定して何になるのか。

安っぽく言葉にされてしまった感情は聞いてくれた人の心に残るわけでもなく、ただ幽霊のようになって、この世にさまよい出ていく。

カウンセリングの聞く技術を思い出しながら、やはりわたしは当事者として、リスクも弱みも抱えながら、話を聞いていくしかないのだろうと思った。自分を燃やすように聞いても、木が乾燥して反り返るように、むしろわたしの熱が相手を干からびさせ、反発心を与えてしまうこともあるだろう。でもそれでも、どこかで自分のことのように話を聞き、それを書くことの可能性を思う。

感情を使って聞くことが、苦しかったり悲しかったりした幼いころの感情の棲まう家を、一つひとつ建てることにつながっていくのではないか。迷子になった幼いころの感情は、ともすればすぐに幽霊のようになってゆらゆらと悪さをして、大人のわたしたちを苛む。孤独感として、寂しさとして、不条理として、悔しさとして、解消しきれない期待や憧憬として。

幽霊たちの感情の家を、一つひとつ建てるしかない。

いまはただ漠然とだが、わたしはそう思っている。そんなことを思ったので、わたしはまたおずおずと、先が見えないまま、ここで書きはじめたのだ。

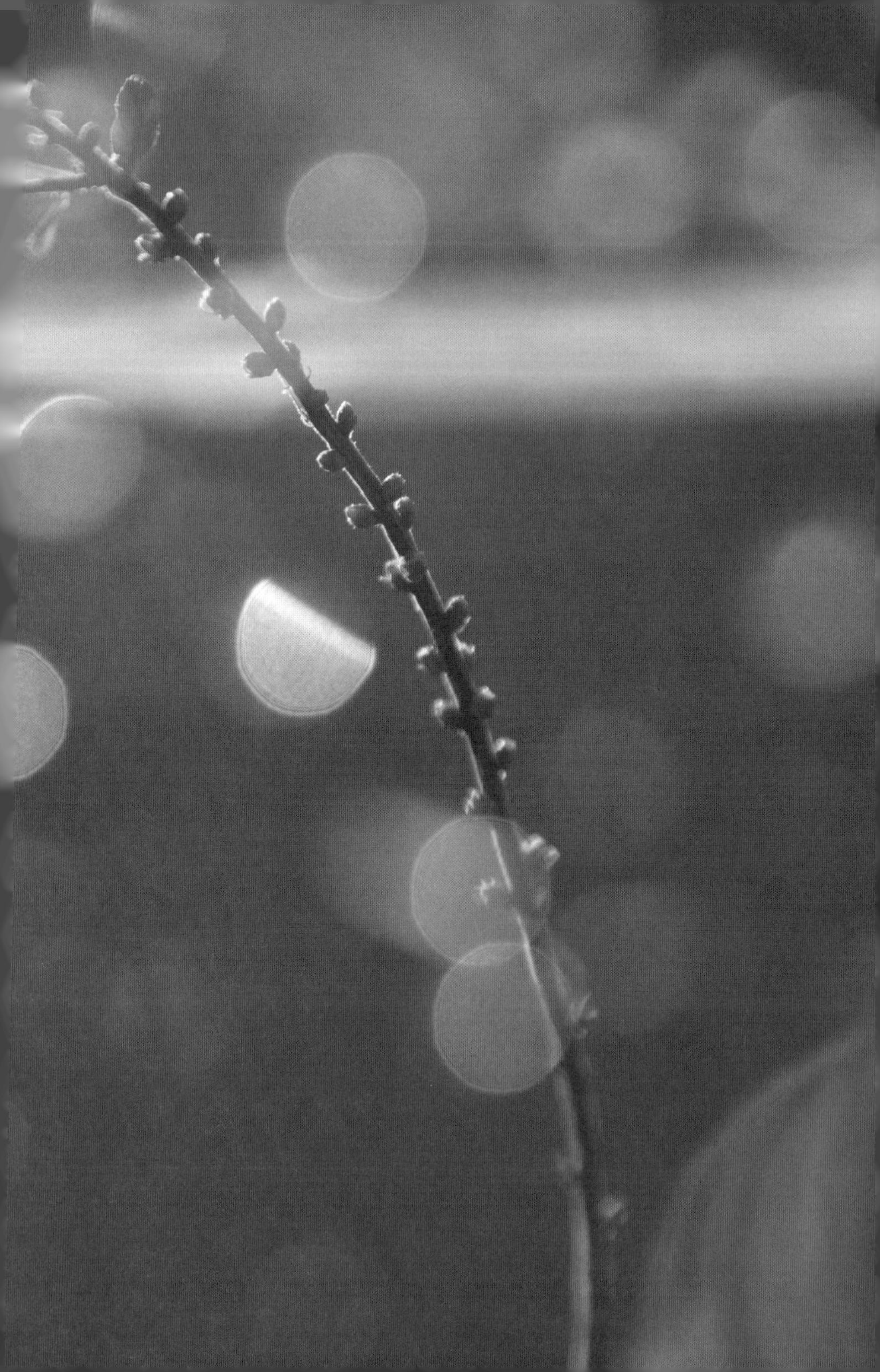

5 抱えきれない言葉の花束

「社会のほうが足りない」

今日話を聞くかなこさんはいつもそう訴えていた。かなこさんご本人は「かにゃんこ」とペンネームで呼んでほしいと言っていたけれど、わたしはここで親しみを込めて、かなこさんとお呼びしたいと思う。

最初にお会いしたのは二〇二一年、わたしが監督した体験型ＡＲ映画『サスペンデッド』上映後のトークイベントだった。この映画は、わたしとほかに二人の女性が、母親の精神病に幼いころから寄り添った経験を描いたものだ。三人の体験は奇妙に似通っていて、それぞれの少女の内観を混ぜ合わせるように脚本化していた。

終了後にかなこさんはわたしに声をかけてくださった。ご自分もヤングケアラーであること、お父さまが統合失調症、のちにお母さまも妄想や幻聴を発症したけれども、医療にはつながっていないこと、お父さまはもう亡くなったことなどをお話しくださった。そのとき、すごく熱量のある人だという印象と同時に、苦しいような、息ができないような、何か切羽つまった感覚をおぼえたことを思い出す。

その前に会場からの質問でもかなこさんは手をあげて、「わたし自身はヤングケアラーであることを公表するまでかなり時間がかかったけれど、中村さんはどうなのか」と聞いてくれた。鋭い質問で、「わたしも書いたりつくったりするなかで、一段一段階段を登ってきた。公表する勇気や言葉にする胆力を、ものをつくりながら蓄えてきた」とお話しした記憶がある。実は前章で猪股さんの話を聞きながら思い浮かべたヤングケアラーの女性とは、かなこさんのことだった。

ヤングもケアも軽すぎる!

その日は久々に雨が降り、年明けから長らく乾燥していた空気が朝からゆるみ、大気の湿り気が肌にやさしい日だった。お正月を終えて少しほっとしていた気持ちのすき間に忍び込んでくるような、しとやかな雨だった。

長女はお友達の家に、一歳の弟は通っている認可保育園の土曜保育に預け、インタビュー場所である医学書院のある本郷に向かった。

電車のなかでもう一度、かなこさんがご自身の経験について書いた原稿を読んでいた。

その文章でかなこさんは、ヤングケアラーを置き去りにしてきた社会、そしてその社会をつくった大人の責任を訴えていた。その訴えはとても強いもので、闘士のように何か武器を持って闘っている。

　親が失調するのは半分は自分のせいもあるのではないか、言葉にできる領域とできない領域のグレーゾーンにこそ安息していたわたしには、そのはっきりとした旗振りは強烈に思えた。


　医学書院の打ち合わせ室の扉をあけると、突然白衣姿のかなこさんが目に飛び込んできた。

　かなこさんはいま研修医だ。そもそもは東大理Ⅱに在学中から上野千鶴子研究室に通い、卒業していったんは法務省矯正局に就職し少年院や刑務所関係の仕事をしていたが、医学部に入り直し、いまは関東近郊の病院の医局で精神科医になるべく研修中の身だ。白衣はマリ・クレールのロゴが入ったブランドもので、下に着ているピンクのスクラブ（術着）は上野先生が贈ってくださったのだという。

　白衣でここまで電車に乗り、歩いてきたのだろうか。そのかなこさんの姿を想像した。白衣は何かから身を守る手段なのだろうか。それとも今日会うわたしや編集者に対しての何らかの衣装なのだろうか。わたしはふしぎな気持ちになった。

まずわたしは、トークイベント以来二年ぶりということで、その間「ヤングケアラー」という言葉が世間に広がり、厚生労働省による啓発も広範なものになった現状を、どんな気持ちで見つめているか聞いた。

するとかなこさんは、「まず語感が軽いですよね」と、切り出した。

「ヤングケアラーって、イギリスで出てきた言葉だと思うんですけど、日本だと〝ヤング〟も〝ケア〟も軽いし、よい意味でつかわれてる言葉ですよね。軽いから広まりやすいんでしょうけど、そんな言葉でわたしたちを代弁できないし、親が精神疾患の場合もケアなの？ とも思う。親が壊れていくのを見ていくしかなかった。この言葉をつかってる人たちは、自分たちがヤングケアラーを見過ごす社会をつくってるとは考えてなくて、責任を感じてないじゃないですか」

かなこさんはすごく早口に言った。少しぶっきらぼうで、ハスキーな声。かみくだいた言葉をつかう率直な語り口。語りの速さは、頭の回転の速さと比例していることがわかる。論理も単純ではなく熟考されていて、いま脊髄反射的に出てきた言葉ではなく、咀嚼して出てきた言葉。

とても強いと思った。ヤングケアラーを置き去りにして、気づかない、あるいは見て見ぬふりをしてきた社会や大人を、まっこうから批判していた。「ヤングケアラー」という言葉をつかうことが、社会の責任を覆い隠す免罪符のような役割を果たしてしまっているのではないかと。

「助けて」と言ったのに

でもなぜだかわからないけれど、またふしぎな気持ちになった。

かなこさんと話していると何か固い外形に触れるようなのだが、そのなかには別のものが詰まっているような気がして、高密度のエネルギーを感じる。成形しかけたパン生地のような、どこに形が定まるかわからない不安な気持ちがよぎる。

その秘密はそのままにして、わたしは続けて聞いた。

「もし代わる言葉があるとすれば、それは？」

かなこさんは何度も考えて通った道という感じで当然のごとく、「社会的ネグレクト。でも広がらないね、これじゃ」と、あっさり言い放った。

「社会からの虐待と言えば、自分たちに責任があることがはっきりわかるけど、たぶん虐待とまでは言えなくて。でもわたしははっきり助けてと言ったのに伝わらなかった経験があるから、よけいにネグレクトだと思う。いまは「助けてとも言えない子ども」というのが流行ってるんだけど、そういうふうにラベリングすることで、「子どもが助けてと言ったとしてもアンテナが立ってなくてキャッチできない社会がある」という事実が隠されていて。さらに「見つけてくれてありがとう」なんて吹き出しの付いた子どもの絵を精神科の研修とかで見たり。支援者は子どもにそう言ってほしいんだと思うけど、「てめえら遅えわ！」と。キャッチされないから黙らされてるだけなのかもしれないのに、子どものほうの責任にしないでって思う」

「助けてと言えない子どもが存在する」と悲しげに言ってしまうことで、本当は自分たちのほうにアンテナがなくて、その声を黙殺しているのかもしれないのに、その責任は回避される。可哀想な子どもという枠をつくることで、自分たちは関係ない場所に安住してしまっている。逆転の発想が実にあざやかだった。

わたし自身、はじめてヤングケアラーという言葉を聞いたとき、「ケアラー」という言葉に何かプロフェッショナル性というか、職業的な専門性を感じ、家のなかで専門的な介護・看病を行っている子どものことなのかなと感じたことを思い出す。定義を知ってからは、もしかして自分が当てはまるのかと、幼少期の濃密な体験をガラスのシャーレに入れて、ためつすがめつ観察するようだった。

そんなわたしには、社会からのネグレクトにせよ虐待にせよ、あらためてかなこさんの社会への敵愾《がい》心に直接的に触れ、一瞬ひるんだのもたしかだ。

助けてと言ったのに無視されたのは、かなこさん自身だ。

母の妄想がひどくなり、これは病院マターだと勇気をもって精神科病院に電話をしたのに、お母さんを連れてきてくださいと電話口で言われて終わったこともあった。母親にみずからの病への病識がなく、病院に連れていけないから困っている。病院に電話するのも母親がいるとできないから、なんとかすき間を見つけて電話しているのに、電話口の相手は事務的な、通りいっぺんの答えを告げて電話を切った。

父母の様子がおかしいと近所の人に通報され、地域の保健師が学校に来たときがあったけれど、「何かあったら連絡して」と名刺を渡して去っていった。「何か」はもう十分に起こっている。両親ともに精神疾患を抱え、近所の人にも通報され、一人っ子の自分はこれ以上何をどうがんばればいいのかわからない。いますぐ手を差し伸べてくれるのではないのか？

「誰かに助けてと言うんだけど、その人も具体的にどうしていいのかわからないって感じで、結局どこにもつながらない。両親ともに病気だから、客観的に情報をくれる人がいなくて、家族会のこととかも知らなかった」

支援の功罪

唯一、英語の女性教諭に家庭のことをはじめて話した。美しい先生で、憧れていたし、その先生のなかに理想の女性像を見ることで、母親を忘れたかったという。それで先生に交換日記をしてくださいとみずから頼んだ。すでに他の学年の担任になっていた先生が、授業のあと掃除を終えて戻ってくるまで、職員室で待っていたという。

かなこさんは、自分に必要だと思ったらひるまず要求してみせる思い切りのよさを兼ね備えている。それはときに相手を威圧するほどの力強さだ。

ただ、交換日記だから先生からの返事もあるのかと思いきや、先生は読むだけだったそうだ。とにかくその先生に言いっぱなし、かなこさんのなかに溜まっている言葉を、ただただ排出する場だったのだろう。友達には重すぎて話せなかったことを、先生に向かってただひたすら放出した。

かなこさんにとって言葉は、黙ってひとりでさまざまなことを体験するあいだにだんだんと溜まっていき、どこかでそれを流していかなければ飽和状態に陥ってしまう川のようなものなのだろうかと、山奥に眠るダムのようなものを想像した。

あふれてくる当事者の声を、ただ聞く。それも一つの支援と呼ばれることなのかもしれないが、むずかしいこともある。

これは交換日記をはじめる数年前のことだが、その先生に憧れ、母との関係もうまくいかないなかで、かなこさんは拒食気味になってしまったという。髪は抜け、十五キロも体重が減った。先生が産休に入り目の前からいなくなったとき、体重が戻ったという。先生は何もしないに等しいのだが、かなこさんのなかではその存在が大きくなって、意識するようになっていったのだろう。

支援とはこうした相互作用の負の要素も生み出すもので、一筋縄ではいかない。アカデミックな支援研究では、ケアの功罪の〝罪〟の部分はなかなか扱いにくいのか、ケアはいま金科玉条のごとく語られる。しかし現場ではケアによる副次作用も多々起きる。

かなこさんは、先生には言葉を聞いてもらえていたからいい、赤ちゃんも生まれたばかりだし、先生にはそれしかできなかったんだと思う、と感謝の言葉を述べていたけれど、わたしとしてはもう少し具体的に言葉を投げかけたり、力になってあげられなかったのかなと思ってしまう。

父とはすべて筆談で

かなこさんの父は若いころに統合失調症を発病した。とても優秀な人で、京都大学経済学部を首席で卒業し、日銀に就職したのちに、発病した。母は病のことを知らずに結婚したという。そのころの母には病の兆候は何もなかった。

「母とよく話したんです。日銀に入っていなかったら、発病しなかったのではないかって」

父は発病してからもクリニックに通って薬で症状を抑え、毎日通勤して、日銀の最低賃金は維持したという。かなこさんが幼いころは東京・世田谷の日銀の社宅に住んでいて、そのころはまだ守られていたのだと思う、とかなこさんは話した。

かなこさんが小学校三年生のとき、茨城に引っ越しをしてから形勢が変わってしまった。父は定時には帰ってきた。ラジオをかけながら歩いているだけなのに近所の人に不審がられ、嫌がらせを受けるようになる。のちに通報され、両隣の家から訴訟を起こされ、裁判がはじまった。そのストレスで、母はだんだんとおかしくなっていった。

「越す家が別のところだったら違っていたかもしれないです。父の発病で、もともと母に負荷はかかっていたんですが、裁判や嫌がらせで母は追い詰められていきました。病気の人を見たことがないような人たちで、病の人間はまるで悪者というまなざしで」

かなこさんには中学で知った「分裂病」という言葉以外、ほとんど知識がなかった。図書館で調べたら、統合失調症を発症する人は百人に一人と載っていた。そんなに多いのか。同じ困難を抱えている人が自分の近くにもいるのかもしれないと思った。

父とは家のなかで会話がなかった。薬のせいで伏せっていることが多かったからもある。「頭はいい人だから、医学の本を読んで救いがないことがわかったんだと思います。家では寝ていて強い薬を飲んでいるので、活動性も落ちてる。発病前はおばあちゃんの自慢の子で、なんでも一番だったんです」

なんでもできた人が病気になって、もう自分はおしまいだと思う心持ちは想像するだけでもとてもつらい。お父さまが絶望的な気持ちで寝ていることを思うと、わたしの胸も苦しくなった。

かなこさんのお父さまはほとんど自分の部屋にひきこもって、食事も自分の部屋で食べ、終わると食器を部屋の外に出していたという。家には盗聴器が仕掛けられているという妄想から、やりとりはすべて筆談。ときおりいろいろなことを書いたメモが廊下や階段に残っていて、かなこさんはそれを拾って読んだ。妄想や盗聴器のことなどが書いているのに混じって、かなこさんへのメッセージが書いてあることもあった。

どんな会話がお父さまとのあいだで展開したのかを聞くと、かなこさんは、そのときだけ少し踊るような口調になった。

「高校のとき、「なんの音楽好き?」って聞いたんです。交換日記をやっていたあの英語の先生に、父と会話がないって言ったら、聞いてみたら? と言われて。そしたら返事に「中島みゆき」って。それから生徒会に出るときの文章を書いて見せたら「かなこちゃんの文は幼いね」って。それと「精神病は人の根源に関わる病気、根源がダメになる病気だ」と言っていて、それが寂しそうでした。この三点くらいの会話を覚えています」

父親とはほとんど会話という会話をした記憶がないなかで、きっとこの三つの文章はかなこさんにとって鮮烈な思い出だったのだろう。何度も反芻《はんすう》したことのあるなじみの道という感じで、すらすらと淀みなく文章が出てきた。

かなこちゃんという呼び方、幼いねという声かけ、この短い会話を聞くだけで、お父さまはかなこさんのことを心から心配していたのだろうと感じた。自分の根源が失われていく、深い無念さのようなものも。

お父さまは家から遠くても、病をおして日銀に毎日通っていた。それはすごいことだ。

「母が父の文句を言うから、そのときはわからなかったけど、毎日通勤していたのは偉いと思います。大変だったろうと」

お母さまはその後、発病したこともあって、お父さまをひとりで看るのがつらいとこぼし、文句もたくさん出た。だから、なんとなくかなこさんのなかでも父の努力に心が向けられなかったのかもしれない。しかし、あらためて考えるとお父さまは、かなこさんの学費だけはきちんと払わなければという並々ならぬ責任感があったのだろう。

かなこさんは中学受験に挑戦し、私立の中学校に通っていた。

「私立に行く学費をどうして出せたのか、いま思えば疑問なんですが、日銀の最低賃金をすべて学費に回していくような生活だったのだと思います。うちには娯楽というのがまったくなくて、親もお金を使わない。洋服も父の姉の家のお下がりで」

　娯楽といえばラジオくらいで、お父さまが好きだという中島みゆきも、かなこさんはラジオで聴いて知った。

「母を入院させてください」

　一方、お母さまはかなこさんが中学三年生のころから、はっきりとおかしくなっていった。

「わたし以外に子どもがいると言って、その子のことを普通に話すし、家のなかに張り紙が増えてきて、月に向かっておまじないとかしだしたんです。過去の何かの記憶と結びつけて、同級生の名簿から自分の知り合いと同じ名前を見つけてピンポンをしたり、自分で編んだ編み物を持っていったりするようになって……」

　そのころかなこさんの母は、父をめぐる訴訟を一身に引き受けていた。母まで発病するなんて社会が引き起こしたものだ、とかなこさんは思ったという。

　かなこさんの母は、外には敵がいて危ないからと外出を禁止し、かなこさんは友達と遊ぶこともなかった。中学生のとき友達の家に行っても、何をしていいのかわからなかったという。

「中高の夏休みに一回、ジブリを見に行ったくらい。そのときも並んでいるときに母の具合が悪くなって、あまりよい思い出ではないんですが……。そもそも夏休みも一歩も外に出られなくて。悪の組織に通信されているから外には出るなと母が言うので」

その後お母さまは、この家には住めないと言いはじめ、自宅から二キロくらい離れた場所にマンションを借りてかなこさんと二人で住み、父親の世話をしに自宅に通うという生活をはじめた。思春期を迎えたかなこさんの生活に、確実に大きな負担がかかっていった一方で、引っ越し先は学校から近くなり、かなこさんは大学受験に集中していった。

かなこさんは言う。ヤングケアラーは幼少期のころだけの話ではない。教養を身につけたり、同世代の友達から刺激を受けたりする機会を阻まれることは、のちのちの人生に大きく影響を及ぼすと。

かなこさんと話していると、思春期に外に向かって広がっていく機会を阻まれた閉鎖性のようなものは感じない。むしろ他者に対して、とても開かれている印象をもつ。ただたしかに、最初に会ったときの過剰な構えのようなものを思い出す。それは自分は他の人と違うのではないかと、自分自身に過剰に働かせる防御反応から出てくるものであったのかもしれない。

高校二年生のとき、もう母にも診察が必要だと思い、学校の先生に相談した。かなこさんが具合が悪くなったことにして、学校からタクシーで病院に行き、そこにお母さまも来てもらい、直接診てもらうという手筈を整えたという。

しかし聞いてみると、タクシーにはかなこさんがひとりで乗り、病院でもひとりで対応したという。その後、かなこさんが目撃したことの重さを思うと、学校の先生は付き添ってもくれないのか、と暗澹たる気持ちになった。

お母さまはやはり、自分が診察を受けることになって抵抗を示した。どうするのか、高校生のかなこさんがひとりで判断しなければならない。かなこさんはもう自宅では無理だと、その気持ちだけがあって、「母を入院させてください」と言った。

そこからはあまり記憶がないという。その後の場面では、もうお母さまはベッドに縛りつけられ叫んでいた。「入院させてください」がそんなことになるとは、かなこさんは露とも知らなかった。

そこが日本の精神科のもっとも怖く恐ろしいところである。本人の意向にかかわらず、家族の同意さえあれば入院させることができ、強引に患者を制圧し、縛りつけてよいことになっている。かなこさんはそれを見て大きな衝撃を受けた。その一連のショッキングな出来事を、かなこさんはたったひとりで切り抜けたのだ。

それでも暮らしていくしかない

母は、二日後に病院を抜け出して家に戻ってきた。帰ってきたときは薬で呂律《ろれつ》がまわっていなかったという。

このときのことを振り返って、かなこさんはとても印象的な言葉を残した。

「それでも、そのなかでわたしたちは暮らしていくしかない」

ショックなことがあっても、致命的なダメージをもたらす傷を負っても、それでも次の日に朝は来て、ご飯は食べなくてはいけないし、日々の生活は確実に進んでいく。

家族をケアしているということは、細かい日常的な会話をすべてを受け止め、心を傾けているということだ。傷を負った体験を味わうように反芻したり、こうすればよかったのか、謝ろうなどと思案していても、「お水が欲しい」とか「寒い」とか「電気消して」とか、日々の細かいやりとりをしているうちに、思考や相対化なんてものは雲散霧消し、また対象と〇・一ミリの距離になる。

そうこうしているうちに、すぐに食事の時間になる。顔を突き合わせ、日常的な会話をしているうちに、新鮮な違和感などは見事に溶け出していってしまう。だからこそ傷は深く沈殿していくのだけれども。

わたし自身、母が長い入院から明け、家に帰ってきたときの解放感と重さとを、同時に思い出す。

入院のときに感じた違和感についてゆっくりと考え、適切な言葉をかけてあげたい気がするのだが、帰宅すれば入院時の衣類を洗濯しなければならない。ご飯も食べなければならないし、ベッドを整えなければならない。シーツは清潔か？ 枕は？ 布団は？ 気にしなければならないことは山のようにある。

支援者は、家族と距離を取ってとか、せめて心のなかだけでも距離を置けるようにと配慮してくれるだろう。しかし、病気の家族のことを少し客観的に見られるようになった、自分のことも考えなくちゃ、などともし思えたとしても、思考も判断も日常のレール上に乗って配備されている。すぐに元に戻ってしまう。それだけ日常の吸引力は強い。

かなこさんの「それでも、そのなかでわたしたちは暮らしていくしかない」という言葉は、このケアの現場での現実の重さをまっすぐに言い得ていて、またわたしは胸の奥がうずいた。


いま、かなこさんのお母さまはかなり症状がよくなり、なんでも話せる仲だけれど、この日の入院のことだけは、お互いこれまで一度も口にしていないという。家族のあいだに大きな禍根を残し、傷を与えてしまう日本の精神科の入院とはいったい何なのだろう。世界の精神科病床の約五分の一が日本にあるといわれる。それほど日本の精神科の常識は人権侵害スレスレで、制圧や、拘束、強制入院、長期入院など、患者の人間的生活を豊かにしようという発想とは真逆の行為がまかり通っている。

一方でそうした入院しか選択肢がないことが、患者とその家族をよけいに苦しめている。他の選択肢がないなかで、「精神科病院に入院させるなんて！」と疑問を呈されたり批判されれば、家族はもっと追い込まれる。

いくら病院が人権侵害的でも、医療措置があり服薬のできる入院か、家に一緒に帰って自分もろとも総崩れを起こすか、どちらかしか選択肢がないとしたら、入院させることのどこに瑕疵《かし》があろうか。日本の精神科病院の現状は確実に変えていかなくてはいけない社会的課題であろうが、入院しか選択肢のない家族が肩身の狭い思いや罪悪感を抱かなくてよいようにと願ってやまない。

精神科医局のなかで

ここまで聞いて、いま目の前で白衣を着て研修医であるかなこさんのことを見つめながら、本当にすごいことだと、わたしは感動していた。

両親がともに発病するというとてつもない不安を高校生のときから抱え、精神病という謎を一身にかぶり、それでも東大受験に成功し上野ゼミにたどり着いて、社会に何が足りないかを学び、そのうえで精神科医になるべくいま研修医だという、このすべての流れにかなこさんという人が刻印されている。

精神科の医師というのは、ヤングケアラーではなくて社会的ネグレクトと呼ぼうとかなこさんが言った、その〝ネグレクト〟をした側の人たちである。

わたしは聞いた。

「こういう医者になりたいという、理想の精神科医像があるんでしょうか」

すると、かなこさんは即答で「社会を変えたい。仕事をしながら、社会を変えたいと思ったということです」とまっすぐに答えた。

「医学部に入り直したとき、親のことをやりたいと、それははっきりとあって。精神科医になったほうが、同じような立場の人を生み出さないようにできると思ったから。それに医者は強めの資格ですよね、食いっぱぐれないかなって」とお茶目に言った。

しかし日本の精神科の現実は、そう甘くはないのも事実だ。研修医でいるならば、かなこさんとお母さまをともに苦しめた精神科の現実を、今度は行為者の側から目撃しなければならないだろう。そう問うてみた。

「そうですね……よほど次どう動くか考えなければ、レールに乗ることしかできないですね。病院のなかだけなんですよ、この仕事って。看病をしている家族とか、病院以外に困っている人がいたら何かしたいけど、精神科医はほぼほぼ病院のなかで精一杯。理解がある精神科医や医局で働きたいけど、探すのがむずかしい」と答えた。

かなこさんは仕事場で、自分の親が二人とも精神疾患で、自分はヤングケアラーであることを告白していないという。「この患者の負因は何？」と問われて「親が精神疾患です」と普通に答えるようなカンファレンスに参加する現実のなかで、自分の過去が役立つとは思えない。そこは押し殺し、ある意味感じないように、不感症になるように、自分をアジャストしているのだろう。

「ぜんぶの患者さんが親に見えるんです。でもそれがよい治療者かというと、わからない。自分のことを言わないほうが、治療者としてはよいと言われてます。臨床経験にもとづいてそう言われてるんだろうから、従ってます」

周囲にたくさんの医師がいるなかで、口をつぐんでいるかなこさんが見える。つらいことだ。そう思って、まわりはどんな人たちなのか聞いた。

「やっぱり親とか医者で、いい子なんだけど、こういう人生もあるんだなと思います。同じ立場で研修してるけど見えるものが違う。でもそれを言ってもしかたがないし、まわりを恨むのも違うと思うし、強い運命がお互いにあって……」

真一文字に結ばれた口

わたしはここで、とてつもなく込み上げるものがあり、嗚咽を漏らしてしまった。最初はこらえていたけれど、すみませんと断ってティッシュのなかでひとしきり泣いた。苦労の少ない生活を送ってきた研修医仲間のなかで、ぐっと口を真一文字にしているかなこさんが目の中に浮かんできて、どうしようもなかった。それでも、恨んでもしかたがないと自分を清浄化しようとする、かなこさんのまっすぐな意志に触れ、たまらなかった。

かなこさんは話していても、ときおり口元を真一文字にむすぶ。それは引き受けがたい現実を、なんとか飲み込む習慣から生まれたものなのだろうかと思っていた。研修医の生活のなかで、たったいまもかなこさんは闘っている。

かなこさんには、最初から強靭さを感じていたのだ。数少ないやりとりのなかでも、あふれる言葉をメールで放出する、その素直さに。文章は威圧感があるほど絵文字がたくさんで、自虐的でもある。最初にふしぎな印象をもっていたのは、その過剰さのようなものだったと思う。

それはある種の鎧《よろい》のような感じで、「世間の人にわたしの言葉を聞き届けさせたい」という、かなこさんの想いの強さとイコールなのだろうと思っていた。親と会話がなく、親から学んだことが少ないのではないかというかなこさん自身が抱いている恐れのようなものが、他者への過剰な表現に行き着いているということもあるのかもしれない。

しかしその裏には、とても繊細な感受性が揺れ動いている。一つひとつのことを全身で感じ、自分を通過させて、それで乗り越えてきた、その感受性の大きな束を感じる。


ここまで聞いてわたしは、だんだんとかなこさんの外側の固さが剝がれ落ちていくような心地がしていた。

かなこさんの顔も、妙にさっぱりしている。泣いたのはわたしのほうで、かなこさんはむしろ、そんなところで泣くの？　とふしぎそうな顔をしていたが、その表情は、もう身体の水分は一滴もないというくらい泣きまくったあとの脱力した顔というか、そんな朗らかでやさしい顔をかなこさん自身もしていた。

いま目の前にいるのは、鎧が剝がれた、無防備なかなこさんなのかもしれない。

かなこさんとわたし

ヤングケアラー問題といったときに、社会が悪い、社会が支援を充実させないといけないと怒りの感情に転化しようとするには、わたし自身の当事者としての感情は玉虫色だった。ヤングケアラーである自分を救って！　と社会にどのくらい訴えたいのかが疑問だった。

たぶんその逡巡は、自分の痛みをどこまで社会化するのかという問題でもあった。幼いころからの苦しさや「困っている」という気持ちを社会に向けたり、個人的な家族の領域をすべて社会化することへの戸惑いがあった。

人間性を剥奪する現代の世界そのものへの違和感がまずあった。出会う人それぞれが個別にどれだけ冷たくても、大きなシステムのなかにおいては、みなそれぞれに死なないよう必死にもがいているのだ。敵はもっと不定形かつ不安定で、人間はどこへ向かい何を目指しているのか、もうわかっていないのではないか。

そんな絶望感が強く、負った傷をすぐさま社会化し陽の目にさらすことには抵抗があった。悪を悪と言って終わりにできるほど、はっきり何かが悪いと言えない現代社会において、いまの制度設計が悪いと旗振りすることへの逡巡があった。

それをお話しすると、かなこさんは素直に「逡巡？ 逡巡ですか？」とあまりピンとこない様子で答えた。

「統計学的に百人に一人なんですよね、統合失調症を発症するのは。そんなにたくさんの人がなるんだし、親は悪くない。子どものわたしも悪くない。特別何かをしたわけではない。それなのにこんなにわたしたちが困るのはおかしいと思ってました。病気になったくらいでこんなに困るんだから制度がおかしいと。それが社会学を学んで確信に変わったという感じです。こうなる前にどうにかしてほしい。普通の生活がなぜ成り立たないの？と」

かなこさんは一人っ子だ。具体的にいまの家庭の状況をどうにか動かそうとする要員が、かなこさんひとりだったのだ。親戚も東京近郊にはおらず、さらに病気のせいで疎遠でもあった。高校生の少女がひとりで抱えるにはあまりに重い問題ばかりで、完全にパンクするよ、無理だよ、と心のなかで少女かなこさんの肩をそっと抱きしめたくなった。

それに、自分と安易に比べてはいけない。

わたしの場合、父は疾患は抱えておらず、母の病気のことも深く理解していた。母の両親も健在で、電車に乗れば三十分くらいのところに住んでいて、母はよく緊急避難して、そのたびにわたしは祖父母の家から学校に通った。そこには衣食住の安心があり、家全体が医院だったので母をケアする人がほかにもいた。おそらく躁鬱病だったので、自身に刃を向けることはあったが、対外的に他人を困らせるような症状が出ることもなかった。

ピア同士の話し合いは、とかくわかるわかる、と言いがちで、個別の状況で生じた自分の問題を、みんなの問題だと敷衍して理解しがちだ。しかし実情は、当事者だからこそわかる状況の違いと、そこから引き起こされる感情の歴史が大きく異なる。差異こそを意識しなければいけないと頭ではわかっているつもりでも、つい「わかる」と思ってしまう。人の傷の話を聞いて、自分の傷も同じようにうずくからなのだと思う。

しかし今回ばかりはわたしも、とてもではないが、わかるとは言えなかった。

なぜ台所に入るのを嫌がったのか

かなこさんとわたしには、大きく異なるところがある。わたしは母が長期間伏せってだめになったときは、家の手伝いをよくした。それで伏せっていることへの母の自己嫌悪が減り、寝ていることの罪悪感でよけいにおかしくなり自分を傷つけることが減るならと、嬉々として家事全般を引き受けた。

料理ができるようになると自分でお弁当をつくって、寝ている母が家で食べる分のお弁当もつくって、高校に登校した。それでも、社会が悪い、制度が悪いと言えない自分がいる。それがなぜなのかはのちのち考えるとして、手伝いに関しては、かなこさんは違っていたらしい。

「母は、わたしが台所に入るのを嫌がってたんですよね。手伝わせないんです。ヤングケアラーって普通は手伝うんだと思うんですけど、台所は親の結界が張られてて、入りにくくて」

かなこさんのお母さまは、本当の母親を幼いころに亡くしている。実の妹がいるほか、父親が再婚した義母とのあいだに子どもが三人生まれ、長女として家族のお世話をしていたという。ある意味ヤングケアラーだ。それもきょうだいはみんな大学に行って、末の男の子など私大と医大の二つも大学を出ているのに、かなこさんのお母さまだけ高卒で働きなさいと義母に言われ、大学に行けなかったという。

二〇一八年に翻訳刊行されて話題となった韓国の小説『82年生まれ、キム・ジヨン』（チョ・ナムジュ著、斎藤真理子訳、筑摩書房）のまさに日本版である。この小説は、ごく平均的な韓国人女性の人生を描くことで、女性への差別が内在する社会構造をあぶり出した。全世界的なベストセラーになったのは、いまでも変わらず、社会に巣食う女性への抑圧構造を刺激したからだろう。日本でも「まるで私の話だ」と、熱狂的に読者に受け入れられた。

お母さまが台所にかなこさんを入れず、その時間があるなら勉強しなさいと言ったという話を聞いて、わたしは、お母さまは台所で自分が感じた孤独をかなこさんに味わわせたくない、「女子厨房に入らず」なんだと固い意志で決めていたのではないかと思った。

わたしもそうだ。娘には家事をあまりさせたくない。かなこさんのお母さまは長年の蓄積もあって、お料理も家事もとても上手にする方なのだと思うが、自分の経験を世代継承させたくないと思っていたのではないか。そこにはお母さまの意志を感じる。

そう問うと「たしかに、病気が発症しておかしくなっていっても、その思いはあったのかもしれないですね」と、遠く思い出すような目をした。むしろ勉強しないでいると、きょうだいの面倒を見なくていいのになぜ勉強しないの？　とふしぎがり、つらく当たったという。

「ヤングケアラーとしてきょうだいの犠牲になって、教育投資もされていない。このことは、母のつらさを考えるのに見過ごされてはいけないって思うんです。病気の遠因かもしれないって。それがわたしへの当たり方の強さにもなっていて、なんでこんな厳しいんだろうと当時は思っていたけど、母の背景を知って、母の立場だったらそう思うだろうとわかったんです」

母の世代の恨みが次の世代の女子の価値観をつくっていると、わたし自身、感じることがある。

わたしたちの母の世代は、形だけは男女雇用機会均等法が成立し、女性の自立や自由が叫ばれていたけれども、その実態はいまだ強烈な女性抑圧社会だった。男性の下働きで女はよしとする価値観が強く、表向きはウーマンリブなファッションで着飾るけれど、中身は献身的で我慢強い母親たちを量産したのだと思う。わたしも母に、仕事を持ちなさいとだけ言われて育った。

小さなころ家庭のケアを一身に担っていたかなこさんのお母さまは、かなこさんには自分が持ち得なかった勉強に費やす時間をめいっぱいあげたかったのでは、と想像してしまう。

自分が得られなかった学歴を、かなこさんには与えたい。お母さまは過剰に教育ママになり、かなこさんに、やれあの進学女子校に行け、ここの学校に行けとうるさくなっていったのかもしれない。

父の祈り

かなこさんのお父さまは、かなこさんが大学一年生のときに亡くなっている。

「そのときわたしは大学になじめなくて家にいたんです。気づいたら死んでいました。肺癌でした。統合失調症ではあったけど、まさか亡くなるとは思っていなくて……喫煙はたしかにしてたし、呼吸もいま思えばふだんと違っていたかもしれない。医学部の四年でもわかる、表面から見えるあきらかな肺癌末期の症状が出ていたけれど、あれだけ通っていた精神科のクリニックの先生は気づかなかったの？と思いました。あっさり家で亡くなってしまって、最後の言葉もない……取り返しがつかない」

「取り返しがつかない」という、その言葉に胸がしめつけられた。

「高校生のあのときは統合失調症がメインだったから、そこしかアンテナを張れなかったんだと思います。ありえないことだけど、そのときわたしが医者だったら見つけてあげられたのかもしれない」

亡くなったあと、いつも寝ていた父の布団のかたわらには、ぼろぼろになった赤ちゃんのころのかなこさんの写真があったという。

取材の後日かなこさんは、お父さまがかなこさんに残したメモと、かなこさんが生まれたときに日銀の社内報に載せた文章を送ってくれた。そこにはこうある。

赤ん坊のつめの色は桜貝色　こんなにきれいな桜貝のおちている海岸をおしえて下さい
頭の産毛はうすみどりの芝生　こんなにきれいな芝生のはえている庭をおしえて下さい

新しい命への感慨が、美しい詩情となって、踊るように言葉に結実している。「おしえて下さい」の言葉の繰り返しに、お父さまのいとおしい気持ちがあふれ出す。文章の横には社内報に載ったお父さまの顔写真があるが、頑固そうな顔にメガネ姿の真面目な印象の方だ。この顔がほころび、くるくると表情を変える赤ちゃんのかなこさんを、飽かずに見つめている姿が浮かぶ。

お父さまはその文章で、娘の誕生は暗闇に「灯り」がともるようだったと書き、妻へのねぎらいと尊敬を書き、その次に続く言葉に、わたしは息を呑んだ。

今が我が家の一番幸せなひととき
もう少しこのままいさせてと祈っている

もう少しこのままいさせて――。病がどんどん自分の深いところを壊していく予兆を感じていたお父さまは、誕生したかなこさんを前に、ただただ祈った。もう少しだけこのままでいたい。

叶わないと薄々知っているからこそ、この祈りは無への投擲《とうてき》ともいえる絶体絶命のダイブのように思えた。誕生の喜びと当時に、この子の未来の重さをも感じただろう。だからこその、光り輝くような純粋な祈り。

この光をかなこさんは背負っているからこそ、勁《つよ》いのだとも思った。

あふれる言葉がこぼれ落ち

お父さまが亡くなってから、お母さまは女子短大に入学したという。「わたしも大学で学びたかった」という想いを果たしたのだ。

外出を禁止されたり、もう一人いるという想定の子どもについて話されたり、同級生の家に訪ねて行かれたり……客観的な情報だけ列挙すると、かなこさんのお母さまはかなこさんを苦しめ、かなこさんの自由を制限する存在なのかもしれない。

しかし、こうしてかなこさんの口から出てくるお母さまの話は、とてもあたたかい情愛に満ちていて、「わたしを困らせる人」と、「愛しい人」のあいだをぐんぐん行き来する。

わたしは聞いた。かなこさんにとってお母さまはどんな人ですかと。するとこう言った。

「外の人に気をつかうこともできるし、言わないでいいことを、言わないでいることもできる。いい人だし、大学に入ったときも友達ができて、その人がうちに遊びにきてたんです。優しいし、情にあついし、明るいし、気は利いて、器用だし、料理も上手だし、責任感もあって、人の心がわかったりする」


あふれる言葉が、抱えきれない花束のようにこぼれ落ちた。お母さまへの情愛が、その花々から舞い散っている。うららかな春の日にお散歩をして、道端に咲いている可憐な花を、一つひとつ名前を呼びながら摘んでいくような、そんな愛しさで、かなこさんはどんどんお母さまを表す言葉を継いでいく。

「性格もいいし、わたしより頭がいい。心配しちゃうから、わたしの進路とかそういう相談はしない。ひとりでいる時間が増えたから犬を買ってあげて、名は体をあらわすと思って〝はっぴーちゃん〟と名づけたんです」

お母さまへのかなこさんの純粋でまっすぐな想いを受け取って、わたしは言葉もなかった。

かなこさんの話は、客観的にはつらい事実の積み重ねなのだが、なぜかそこには恨みがない。社会への恨みにはあふれているけれども、家族に対しては愛があふれているし、甘えがない。

寂しい、悲しいはどこからやってくる？

編集者の白石さんが最後にひとことだけ、と質問した。

「かなこさんの話には、寂しいとか悲しいとかがあまり出てこないんですけど、なぜなんでしょう」

すると、かなこさんはまたきゅっと口を真一文字にしめて、こう言った。

「生きていかなきゃならないから、かな。〝寂しい〟はきっとあるんだけど、そう感じられる余白がなかったのかも。どうなるんだろうという不安はあるけど、それが寂しいという感情になるには、耽溺っていうか、味わう時間が必要な気がするけど、そういう余裕はなかったからかもしれないです」

危機がずっと続いてきた、緊急事態がずっと続いてきた、ということなのだろう。ここでわたしは、自分はヤングケアラーとして何かしら代弁することはできないのだと、自分が糾弾されているように感じた。悲しいとか寂しいという感情ばかりが先立つわたしは、たしかに考える時間はたくさんあって、それは「耽溺」や「ナルシシズム」、感情への埋没と言われるのだろう。

白石さんは言った。

「なるほど。寂しい、も贅沢品なんですね」

そうなのかもしれない。かなこさんは言った。

「生きてくことが保証されるなら、振り返ることができる。感情を働かせる〝間〟ができる。でもわたしにはそれはなかった」

危機的状況がずっと続くというのはどういうことなのだろう。いま目の前にいるかなこさんは、少し恥ずかしそうに、やわらかく笑っていた。鎧は溶け落ち、何かつきものが落ちたように幼げな微笑みをたたえ、美しかった。インタビューも長時間になってきて、ときおり膝を抱えて、椅子に体育座りをしていて、まるで小さな女の子のようだった。

ひとりでどんなに耐えてきたんだろう。父だけでなく、母も病に崩れていくようになったとき、かなこさんの困惑と悲しさは、いかほどであったか。想像してもとうてい追いつかない。

わたしは、「助けて」と外に向かって堂々と言えるかなこさんをうらやましいとも思った。わたしの場合は、頼まれても「助けて」と、たぶん言えなかっただろう。

社会への怒りを表明するのは、わたしがもっとも苦手とすることだ。すぐにわたしが、わたしたちが悪かったのではないかと考える癖があり、限界まで我慢して、また自他ともに認める我慢強さから大概のことはひとりで切り抜けられてしまうので、恨みを叫ばず終わってしまう。すべて事が終わってから報告の形でしか事態を知ることができない。なぜ渦中で助けて、つらいと言ってくれないのかと、親友の信頼を損ねたことも何度もある。

そんなわたしには、それが結局助けられなかったとしても、「助けて」と叫べたかなこさんの力がうらやましかったことも事実だ。

それと寂しいとか悲しいとかの感情は、それを働かせる〝間〟があるから生まれるのだろうか？　むしろ自分を振り返ると、どうにも耐えねばならない複雑な事態に歯を食いしばっていると、力を抜いたときにふと落っこちていく感情が「悲しい」だった。

わたしの母はおそらく躁鬱病で、やはり若いころ精神科に長期入院している。わたしが幼いときも多少の希死念慮が残っており、わたしはなぜ母は死にたいと思うのだろうかと、長らく謎ばかりだった。

わたしが何かしたのか、いやきっとしていない。前に「死にたい」と言ったときは、家族の会合のあとだった。きっとあの集まりに何か原因があるのだろうが、はっきりとはわからない。「死にたい」に至る感情の軌跡をうまく想像することができず、わたしは気づけば不安で悲しい気持ちの沼にどっぷりと首まで浸かって、息ができなかった。その玉虫色の謎が、家族全員に覆いかぶさっているような気持ちでもあった。しかし生活はある程度成り立っていて、曖昧で不明瞭な感情の領域が大きかった。

かなこさんの場合は、母親が始終叫んでいるのを止めなければとか、父が隣近所の人に訴えられたけれどどうしていいのかわからないとか、なんとかそれを静止しなければ生活が成り立たないような、物理的にはっきりとした危機的状況が多かったのではないかと思う。

感情を働かせられるか働かせられないかは、余剰や贅沢ではなく、家族の病の質に依存するような気がわたしはしている。

親が好きでないと社会に怒らない

わたしはまた振り出しに戻ったような気持ちになったけれども、一方でかなこさんのこのしなやかな強さはどこから来るのだろうとも思っていた。

わたしはかなこさんから、グラグラとした不安定なものよりは、どっしりとした大地への根のようなものを受け取っていた。東大を卒業して一度は就職活動をして農業系の銀行に内定をもらいつつも、貸し剝がしなどの業務に耐えられそうにないと、内定を取り消して少年院で働くようになったというはっきりとした決断しかり。そのあとやはり医学部を目指そうと、受験も国家試験もくぐり抜け、いま研修医としてがんばっていることもそうだ。

それは病をおしてまで日銀に通い、かなこさんの学費を出そうとしたお父さまの意志と、自分の二の舞には絶対しないというお母さまの意志、かなこさんにかける二人の想いを、まっすぐ受け取っているからのような気がした。そう告げるとかなこさんは、「それはそうですね。両親ともに、わたしに対する想いはすごくありました」と確信に満ちた声で言った。

「将来、障害のある子とも過ごせるようにと、インクルージョン教育を実践している幼稚園に入れるよう父が決めたり、ピアノを習わせてくれたのも、将来音楽が支えになるかもしれないと考えたからだと聞いています」

かなこさんをピュアに思っている、そのお父さまの揺らがない気持ち。かなこさんが一番だという想い。それをかなこさん自身も、揺るがず、まっすぐに受け取っている。ここでかなこさんは核心に近いことを言った。

「親が好きでないと、そんなに社会に怒らないと思う」

親が、なぜそんなにつらい思いをしなければいけないのか。かなこさんには親に怒るのではなく、社会に怒っていた。

ヤングケアラーには親を責める人もいる。支援者も、親から早く離れて暮らしなさいと、逃げる方法を指南する。しかし、かなこさんは親を責めるのではなく、ヤングケアラーの経験をポーンと社会への怒りに直結させていた。親が好きで、親を守りたい、楽にしてあげたいという思いが盾となって、社会にナイフの刃を向けていたのだ。

最初に感じた鎧のなかで守っているのは、かなこさん自身だけでなく、お母さま、そしてお父さまのことでもあったのだ。

それがよくわかった。かなこさん家族の心のなかの紐帯の強さから、敵はイコール社会となったのだろう。敵は、親ではない。食事も個別にとって、会話もなく、一見バラバラなように見えて、実はかなこさんの家族というチームの結束力の高さ、そこに流れる愛情を感じて、涙が出た。

かなこさんとわたし、ふたたび

取材を終え、帰りの電車のなかで、ひさびさに書きたい言葉があふれた。わたしはこの日、妙なところでおいおい泣いてしまったのだが、いまひとりで二人の子を育てているわたしの頑なな日常の張りつめたものが、その涙に混じっていないといえば嘘になる。

かなこさんがどんな意志で、いま研修医として病院にいるのか、その姿を想像する。口を一文字に結んでじっと我慢しているかなこさんを思うと、何度でも涙が出てしまう。それが感情の耽溺と言われようと、感情を働かすことのできる生活の贅沢な余白と言われてしまっても、わたしはかなこさんの少女時代を思って、何度でも泣くだろう。そして至極素直に、かなこさんもがんばっているのだから、わたしもがんばらなくてはという想いがあふれる。

キッチンに入らせないお母さま、病気でも日銀に通ってそのすべてを娘の教育費にしたいと思ったお父さま。親のピュアな想いの束を、素直に受けとることの強さ。

かなこさんから、わたしのほうが力をもらえていて、申し訳ないような気持ちになる。

あれからまた二か月あまりが経った。わたしはようやくかなこさんのことをこうして書いている。

わたしには、インタビューしてから原稿を書くまで間をあけ、寝かせてしまう癖がある。インタビューが終わった後、「これっていつ本になるんですか?」とまたもや単刀直入、いとも素直に質問したかなこさんに、白石さんは「いやあ、ほんとにそうなんですよ」と辟易したような声を出して笑った。困らせていることはわかっているのだが、忙しさだけではない理由で、つい原稿を寝かせてしまう。

寝かすというのは、経験の身体化だろうと自分では思っていた。それは当然かもしれない。聞き取った言葉を自分のなかに保持して数週間、数か月を過ごすのだから。

しかしその身体化は、自己同一化ではないと感じている。経験を寝かすと、自分の経験に照らし合わせてデコボコが削がれ、自己同一化するように見えるが、実は逆なのではないかと思っている。経験そのままのその日の驚きは、意外と自分が見知っている知覚や認識に依拠して理解してしまう。わたしはこの日、かなこさんの言葉に、自分でもよくわからないところで泣いたのだが、それは「社会を変えたい」と思うかなこさんが「いま」、多少のズレのある研修医仲間たちのあいだで齟齬を感じながらもがんばっている姿を想像してのものだった。

しかしそれは、多分に「いま」に引きずられていた。

時間を経たことで、かなこさんの過去の姿が、切実さをもって迫ってきた。自分にも過去の苦しかった経験があるので、きっとその場で聞いたときはそれが邪魔をして、小さな、まだ幼い判断力しか持ち得なかったかなこさんの姿はうまくとらえきれなかったのではないかと思う。二か月経って書いていてはじめて、幼いかなこさんが階段で父のメモを拾った姿を、本当に息づかいに至るまで、近くで想像することができる。手を伸ばせば、触れられそうだ。

引っ越しをして隣近所に差別的なつらい目で見られるようになった。一家がそろって社会のエアポケットに入ってしまって孤独になる。その閉じた繭《まゆ》のなかで、父親だけでなく、母親までもが失調していく。一人っ子のかなこさんの孤独感たるや、どれほどのものか。

これもまたある種の孤独を子ども時代に抱えていたわたしは、当日お話を聞いていて、どうしても自分の経験が邪魔をして、そうだよねそうだよねと聞いてしまったように思う。そこにピア同士の語りの落とし穴があるようにも思う。

しかし時を経たことで、かなこさんの語りはかなこさんだけのものになり、わたしは言葉を他者化できたように思う。数か月の時がそれを可能にした。

即決即断、スピード、脊髄反射的な反応が多い世の中では、このくらいの遅さを、もしかしたらわたしは必死で求め、原稿を早く早くと急かされているのはわかっているのだが、ついつい自分という布団のなかに詰めてしまうのだ。

とにかく今回かなこさんのお話を聞いたことは、とても大きかった。自分自身の経験をどう相対化するか、他者化するか、ある意味どれだけ低く見積もることができるかという課題も与えられた。

ここからまたわたしは「ヤングケアラー」について考えはじめたいと思う。ここから見える風景は、また違って見える。

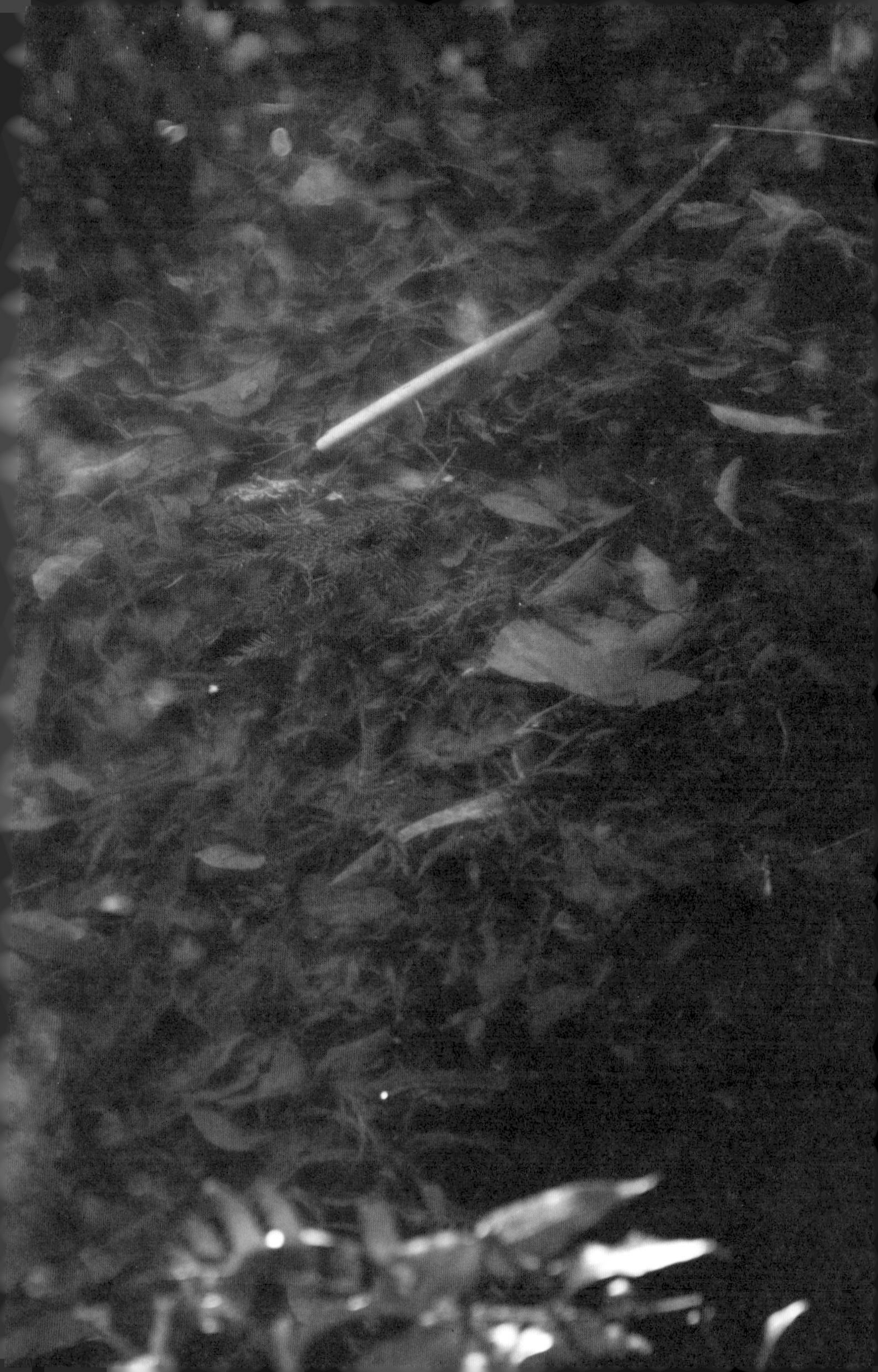

6 固まることを禁じられた身体
——ケア的主体とは何か

いまここで、本書の成り立ちを振り返ってみたいと思う。というのも、書き上げるまでわたしが右往左往した歩みそのものが、本書の本質的な問いにまっすぐにつながっていると思うからだ。

まず、わたしははじめ母の精神科への入院に付き添った日々を書き、そこで出会った女性たちのかたわらにいて、彼女たちはわたしと変わらないと感じたことを書いた。彼女たちもわたしとともに病院の外に出られないだろうかと、苦しさと切ない気持ちのなかでもがいていた。

精神疾患を抱える人を社会に戻そうとせず、長期入院を強いてしまう日本の精神科への疑問もわいたし、長期入院せざるをえない彼女たちにわたしは内なる連帯感を抱いた。その感情は、母に付き添って精神科病院という謎の多い文化に長らくつきあってきた時間のなかで育ってきたものだった。そして彼女たちとのおぼつかない、はかない連帯を、薄氷のような連帯と名づけたのだった。

精神疾患を抱える家族をケアしてきた子について、書こうと思った。それは、いまの言葉では「ヤングケアラー」といわれる。それはわたし自身でもあるし、精神科病院にいる彼女たちもまた、家に子どもたちを置いてきていた。その子らはヤングケアラーかもしれないし、そもそも入院している彼女たち自身も、かつて家族をケアしてきた子だったかもしれないと、会話のはしばしから薄々感じていた。わたしは、女性たちの取材をはじめた。


二件の成果物があり、二件のお蔵入り原稿が発生した。二件のお蔵入りに要した時間はゆうに五か月を超えていた。その間わたしは二人目の子どもを出産し、新生児を抱えながら取材執筆した原稿がボツになったのだ。

わたし自身は初対面だった人への取材。その前からいくつかのボタンの掛け違いもあって、新生児との生活のなかで絞り出すように書いた原稿が表に出せなくなって、ここでわたしはたいへんに疲弊し、落ち込んでしまった。

まずはいったん、自分のヤングケアラーとしての経験を書いたが、そのあと思い悩んで、また書けなくなった。その日々を打開したいとも思い、ユング派分析家の猪股剛さんにお話を聞きに、というよりも、自分の話をしに出かけたのだ。

そうしてまた書きはじめ、かなこさんのお話を聞いた。

こう書いていても、めちゃくちゃである、書けない旅。書きたい、でも書けない、暗中模索の旅のようである。無計画といわれてしまいそうだが、実はこうした右往左往はわたしの一つの手法ともなっている。

いつもそういうところがある。はじめに何が描けるのか措定しない、したくない。全体を見渡さない。見渡して計画を立ててしまうと、何かもっと底の深いところでうごめいていたものが失われ、死んでしまうという感覚がある。

なるべくゴールはオープンにして、ピリオドは打たず、予測不可能な波に飛び込む。生き物に寄り添うように、生き物に伴走するように。それは全体を志向しないということでもある。むしろしたくないのだ。完成度よりも、紆余曲折して行きつ戻りつのプロセスのほうがつねに大事だと思ってしまう。

人間は変化するし、いっときそういう姿に見えても、次の瞬間には変わる多面的なものだ。その変化や変貌を、そのままにとらえたい。こうだと決めて綴じ合わせれば、そのほうが完成された構築物として美しく、万人に受け入れられそうでもある。しかし、そうしたくないという力が働く。ドアを閉めずに開けておきたい。

立ち止まってしまったわたしは、自分のなかのヤングケアラーの経験でさえ、こうだと言い切ってしまいたくない、意味をオープンにしておきたい欲求を抱えていることを確認した。自分のなかで結論がすでに出た、ある意味大文字になった記憶ではなく、どんな経験だったのか意味が定まらない、小文字の中間的な記憶が、自分を支えていることにも気づかされていた。

不確実性のなかに身を置く人

ここまで書いてみて、これは「ケア」というものが抱える、本質的な感覚ではないかと思い至った。不確実性のなかに身を置くことに慣れなければ、病に付き添う日々はなかなか受け入れられない。ケア的主体とは、つねに変化のなかに身を置く訓練をしているということではないか。

そこでハタと思う。原稿を表に出すことを拒否した二名の取材対象者もまた、わたしと同じような心境だったのではないかと。お二人とも、わたしの取材にはとても好意的に答えてくださったが、原稿が形になったとき、こうした言葉を表に出すのは怖いと伝えられた。

話すという行為は、自分の記憶を外に放つことなので、言葉は空気にとけていく。あるいは相手の脳のなかへと、谷に投げた石のように吸い込まれていく。しかし活字となって目の前に現れる言葉は、中間に漂ったものの定着であり、固定化である。そのことへの恐怖だったのではないかと。白も黒も定かではないケアの日々の記憶を、一つの形にしてしまうことへの戸惑いがそこに横たわっていたのではないか。

第2章のマナさんと第5章のかなこさんは原稿にゴーサインを出してくださったが、お二人とも、ケアの日々のなかで激しく感情を行き来させていた。

ケアを必要とする精神疾患を抱えた家族は、彼女たちにとって傷であり、刃であり、深い穴である一方で、光であり、憧れであり、生きる意味だった。そして彼／彼女は自分自身であり、一方であまりに他者のようだった。その両者のあいだを行ったり来たり、激しく動き回るのが彼女たちの語りだった。変化の激しい色彩を何度も反転させていた。その色彩は、ケアをしてきた人たち、とくに精神疾患の家族のかたわらにいた人の一つの特徴のように思えた。

自分はこうだと家族に対しての立ち位置を決めても、家族の症状が急変し、どうしても手を差し伸ばさなければいけなくなったときは、迷わず手を差し出す。一度固まったと思った自己を、いつでも転覆可能な可塑的状態にしておかなければ、精神的な上がり下がりという、謎の多い症状の波に対応できない。あるいは、いまの自分は可塑的なのだと言い聞かせなければ、環境の変化に応じて揺れ動く激しい自己を許容できないかもしれない。

いつでも仮の、かそけき主体

子どものころのことを思い出すと、とにかくわたしはあきらめることに長けていた。週末に祖母、母と三人で新宿に行って、夏のワンピースを買ってもらう予定があった。ひそかにとても楽しみにしていて、買い物のあと最上階のレストラン街で何を食べたいか、そんなことまで想像しながら小学校に通う。

だけれど木曜日くらいから暗雲がたちこめ、母はベッドからなかなか出てこない。夕飯もままならず、出前となる。そして金曜に家に帰ると、母はたぶん薬を飲みすぎたのだろう、朝「行ってらっしゃい」も言えずに布団にうずくまった状態のまま夕方を迎えていて、「佑子、ごめんね」となる。

毎度のことだ。私はさっと切りかえるので、あまり文句も言わないし、傷つかない。あらかじめご破算になることを見越して、楽しみにしているのだ。

ある日、本当に耐えられないことがあった。

わたしは床にちらばったビリビリの新聞紙を必死でかき集めていた。床がきれいになれば、心のなかもすっきりすると信じて、前方で何が起こっているかは確認せず、ただ床の新聞紙を集めていた。

でもふと気がつく。ベランダの窓が開いている。危ないっと思って、走って夜のベランダに出て、間一髪、母の腕をひっぱって事なきを得た。こんなふうにしか語れないことをお許しいただきたい。

床をきれいにしているわたしは、自分の輪郭線を守ろうとするわたし。前方を確認しないのも、わたしを侵食するものを目に入れないように防波堤を建てるわたし。だけど毎日一緒にいるからこそ、ちょっとの予兆を感じ取ることができる。

何か危ないことが起こっている。すぐに窓が開いていることに気がついて、ぱっと立ち上がり走ることができる、腕をひっぱることができるわたしは、もうそのときこの世界の向こう側に行こうとしている人と同じ心持ちになっている。動物的な、すばやい身のこなし。このわたしは、日々母の状態をつねに頭のかたすみで電波のようにとらえているからこそ動けるゼロ速度をもっている。

あのわたしと、このわたし。わたしは輪郭線を守ろうとすると同時に、すばやく超えることもできる。わたしはいつでも崩せることのできる仮の状態のかそけきもので、状況の変化とともに違う風景が見えても、後ろは振り返らない。ただ、目の前の具合の悪そうな人を、ベッドに運ぶ。

ケアをうまく成就できるということは、病気の家族の変化に反応するすばやい共振性を有しているということであり、それは外界に対してあまりに無防備であるともいえる。つまりケアを成就できる主体というのは、あらかじめ固まることを禁じられ、環境によって変化する可塑性を持っているということではないか。

自分をとりかこむ輪郭線をいつでも崩れさせ、自己と他者の境界を横断することができる。自己の固着という安心からいつでも離れられる無防備さというものが、ケア的主体の真価だろう。

あらかじめ失われた連続性を求めて

こうして発見されたケア的主体は、ジョルジュ・バタイユのいう連続性への希求にとても近いものだと、ある日気がついた。

バタイユは『エロティシズム』（澁澤龍彦訳、二見書房、一九七三年）でこう書く。

「私たちは非連続の存在であり、理解できない運命の中で孤独に死んで行く個体であるが、しかし失われた連続性への郷愁《ノスタルジー》をもっているのだ」

人は個別的で他者と切り離された「非連続」な存在であるが、失われた「連続性」への希求をつねに抱えている。

連続性への願望は、死と性がともにわたしたちが生きている世界からの「脱出」であるという一点で手を結ぶ。性の向こうに死を見たバタイユは、両者がともに社会においては禁秘であるがゆえに、それを破り、失われた連続性を取り戻すととらえた。

他者と連続的につながっていた状態から切り離されて生まれた瞬間から、私たちはあらかじめ喪失感を抱え、そのまま死という連続性に向かっていく。生の手前の連続性と、死の向こうの連続性にはさまれた私たちの生は、非連続を生きざるを得ない旅路の途上にある。

その意味で、他者と流動的に存在を交換する生殖行為は、この生のなかにいながら存在の手前を思い出すことであり、死を見ることであり、この世界からの脱出なのかもしれない。だから快楽があり、そしてとてつもなく悲しくもあるのだろう。

この連続性への希求によって私たちの生を眺め渡したとき、具合の悪い人をケアしようとすることもまた、「個別的で他者と切り離された〝非連続〟な存在」を超えようとする行為なのではないか。ケアとは、失われた連続性を、必死で取り戻そうとすることなのではないか。

だからこそ苦しくとも喜びがあり、お逃げなさいと言われてもなお、自分を破壊してしまいそうな病気の家族のもとへ、またふらふらと戻っていってしまうのではないか。

バタイユが「連続性への郷愁」という言葉で考えようとしたことは、ドゥルーズ＝ガタリでは、「生成変化」としてとらえられるかもしれない。そう思い、ひさびさに『千のプラトー』の好きな章、「強度になること、動物になること、知覚しえぬものになること」

を開いた。ケアを成就することができる「わたし」を考えるとき、自己の個別性を開き、固着化の「力」から逃れようとする現代哲学に、わたしは自然に依拠するようになっていた。

ドゥルーズ＝ガタリはここで〈動物に－なる〉〈子どもに－なる〉〈女性に－なる〉ことを、まるで憧れに近いかたちで語る。ロバート・デ・ニーロからプルースト、狼少年の伝承、声楽におけるシューマンからメシアンの比較に至るまで、ここでのドゥルーズ＝ガタリの筆致は遊戯的で愉しげで好きなのだが、このとき生成変化とは抽象的・概念的なものではなく、みずから分子状の、微粒子レベルで別のものとなることであり、それは一つの「創造」であることが何度も語られる。

「脱自」的幼児とケア的主体

とくに子どもは、動物をはじめとした「異種」の存在に生成変化する可能性の余地が、大幅に残されていると言われる。一緒にいると日々感じさせられるが、子どもは「異種に－なる」ということを、絶えまなく一日に何度も体験しているだろう。ダンゴムシを追えば、土に鼻をつけるように這いつくばって汗が垂れようが土が口に入ろうが、いつまでも眺めている。そのとき彼はダンゴムシという生物のエネルギーそのものになっていると感じる。

大人が考える種や個体などという境界線は当然意味がなく、存在そのものがすでにしてハイブリッドである子どもは、物も人も、すべて流動的な、連続的なものとしてとらえているだろう。

かつてはきっとそんなエネルギーを生きていたはずの大人は、いつしか言語やシステムを成り立たせる秩序や構造を生き、いま食べたいという欲望を先送りして、皆の未来のために貯蔵し、欲望を据え置く。そうすることによって人類は安定を生きることができ、おおよその経済活動がこの論理の上に存在している。けれども、子どもは欲望を据え置くことを知らない。与えれば、食べたい、口に入れたいという欲望のままに、満腹を超え、吐くまで食べてしまう。

論理とは分離・分別の思想で、「りんご」と「なし」は違うからこそ、分類され名づけられるが、世界がまだ分節されていない幼児には、物も人もその輪郭線はないに等しい。一歳半の彼は、わたしが膝をぶつければ痛いという動作をし、姉が荒れて泣けばまるで自分のことのように胸を痛め、姉にすりよって身体をなすりつける。個体に固有のものと思われている痛みというものでさえ、幼児には連続的なものとして感じられている。

そうした幼児のあり方に、ドゥルーズ＝ガタリは脱領土化、つまり力の脱臼、権力の攪《かく》乱《らん》への可能性を見たのだろうが、わたしが発見したケア的主体もまた、「脱自《エクスタシー》」という意味で同じような力をもつのだと感じる。

そう考えると一歳半児は、ケア的であるといえば、もっともケア的な存在なのかもしれない。人の痛みを痛み、人の喜びを喜ぶという意味で、幼児ほど流動的に自分を超え出て、その場全体をみずからの存在に響き渡らせ、共鳴できる存在もいないだろう。

なぜ行ったり来たりするのか

わたしが取り出したケア的主体というものは、精神的な病という理解できない「波」を身体に取り込んで、なんとかわかろうと願うことだった。

それは一瞬でも自己の消滅であり、異種の存在になるということである。自分を病に溶け込ませる過程で、ケア的主体は、人が人と連続的につながっていた世界と近接している。そうしているうちに、一方でやはり自分を取り戻さなくてはいけないと感じ、病気の家族を疎《うと》み、あるいは倦《う》み、そのエネルギーをもってして自己を保存する。

この両者の往還運動は、第2章で書いたマナさんのお姉さんへの愛しさと憎しみに引き裂かれた感情にも感じたし、第5章のかなこさんの、社会への敵愾心とその底で熾火《おきび》のように燃える、病気になった父母への愛情という、両極の感情の強さにも感じたものだった。

病の家族のために自分を燃やすように使ってあげたい。それは、自己という壁で隔てられた人と人を結びつけ、失われた連続性を回復しようとする、犠牲的なケア的主体に流れる一つの欲望だ。一方で、それでは社会的な生活が送れないので、どこかの段階で揺り戻しがあり、家族を恨み、捨て、自己を保存しはじめる。

過剰な両極のあいだを行き来し、そのはざまで中間の色彩がさまざまに展開する。犠牲的でありながら、一方でその自分をまた憎み、脱皮させ、羽化させるような行動をとる。そうして今度は、自分に罪悪感を覚え、家族のもとに戻ってくる。行ったり来たり、行ったり来たり。

だからこそ、何かのピリオドを打つことが苦手なのではないか。

変化のままに不確実な状態に身を置き、その波間にこそ自分の折々の姿を発見する。結論を出さず、うしろを振り返らず、微細な予兆を受け取りつづける「わたしたち」へのいとおしさのようなものを感じる。

それは幼いわたしたちのやわらかい頭に、そっと手を置いてあげるようなことなのかもしれない。

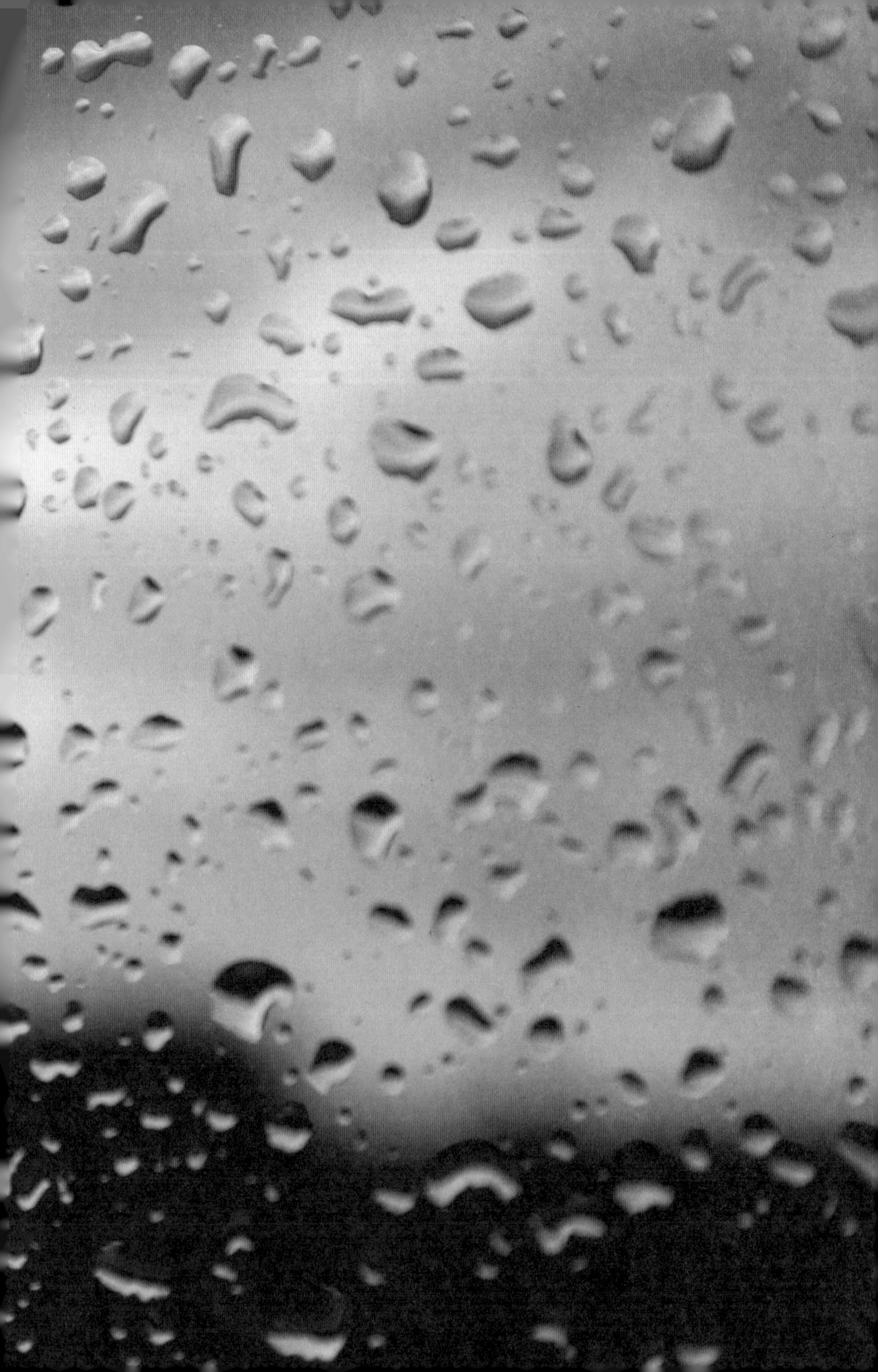

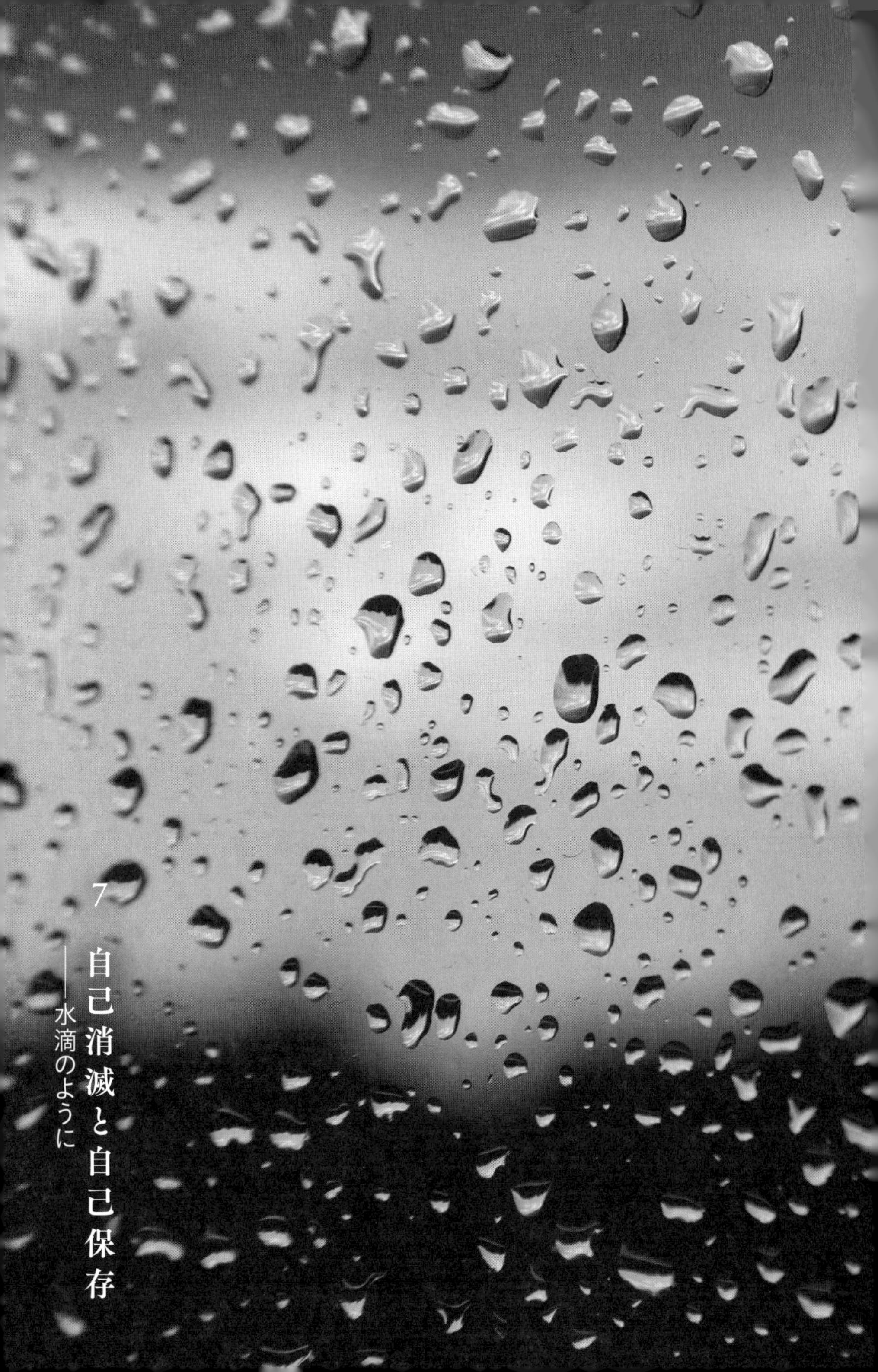

7 自己消滅と自己保存

——水滴のように

ケア的主体の不確実性、決定不可能性ということを発見したわたしはいま、本書を書いた理由だけでなく、ここ数年の自分の仕事、のみならず書かざるを得ない自分に横たわる「前提条件」があることが、おぼろげながらわかってくる。

今度は、この本に至るまでの来歴を振り返ってみたい。またかと思われてしまうかもしれないが、大事なところにあと少しでたどり着けそうなので、わたしの遡行的な思考に、もう少しおつきあいいただけたら幸いである。

あのときわたしは言葉を失った

三年ほど前、わたしは『マザリング 現代の母なる場所』という本を書いた。最初は集英社の文芸誌『すばる』の連載として、「私たちはここにいる——現代の母なる場所」というタイトルだったが、その後「マザリング」という言葉を知って、書籍化のときにタイトルを変えた。

そのタイトルのせいもあって、家父長制を下支えしてきた母の犠牲を復活させたいのかとか、「母性」を称揚したいのだろうと、たぶん読んでいない方々からだと思うのだが、ずいぶん勘違いもされた。

あの本はむしろ、母という状態になったとたんに貼られる「生命力」とか「強さ」「包容力」などというレッテルを解体する試みだった。わたしが母になって感じていたのは、世界から隔絶されたような虚無感であり、生死の境界をさまようことであり、自己の崩壊だった。とにかくわたしは出産後、言葉を失ったのだった。

自分から出てくるお乳と、よだれの混じったよくわからない液体にまみれ、自分から出てきたものだけでできている赤ちゃんのうんちは、もう一度自分のなかに戻せると思えるほど、高級チーズのような、炊き立てのご飯のような匂いがした。

身体のなかからわき起こる、もうひとりではないという喜びと、強烈な分身が現れたような頼もしさを感じていた。それは、わたしの想いの強さが赤ちゃんの個を侵してはいけないという理性の発動とセットだった。まだ世界を知らない者とともに、一つひとつ新しく世界を知っていく清心さに全身が包まれた。

でもだからこそ、都市のなかで授乳をしていると、わたしと赤ちゃんは溶け合い、渾然一体となったひとまとまりであるという気持ちがわきおこり、二人固まった状態のままどこにも居場所がなく、孤絶感がいやおうにも増した。ひとりでいるよりもずっと、赤ちゃんと溶けて固まったまま、孤独に宙を浮いているように感じたのだ。

　これまで自分が使ってきた言語では表現不可能で、言葉の死とともに、自分の境界だと思っていた薄ぼんやりとした線も消えかかり、赤ちゃんが泣けばわたしも泣き、痛めば痛み、笑えばわたしにも喜びが満ちあふれた。わたしは、そのとき自我の死という危機にさらされていたのだと思う。

　しかしその溶解した浮遊感覚は、とてつもなく甘美でもあった。わたしは、わたし自身を取り戻したいのか、それとも積極的に失っていきたいのか、わからなかった。

　言語学者のジュリア・クリステヴァが産後の女性は精神疾患に近いということを述べているが、これまで統一できていると思えていた自我が一度解体するので、それは当然だろうと思えた。そうして「母の虚無」に接したわたしは、語られざる母の惑いを、すなわち自我の崩壊と自己保存の両方への欲望を、驚きとともに描いたのだった。

　繰り返しになるが、あの本が「性別役割分担を助長し、母性を称揚する」と勘違いされた要因は、多分に「マザリング」という言葉にあったと思う。この言葉は「マザーフッド＝母性」の反対に位置するような言葉で、〈the act of caring and protecting the children and other people〉と子どもだけでなく他者をケアすること全般を指す。「母すること」と訳す研究者もいる。

一方のマザーフッドは、〈the state of being mother〉で、はっきりと母になった人限定の状態を指す。マザリングは属性からも自由で、性別を超えており、イギリスのフェミニズムの最新研究で、また介護の現場で、戦略的に「母」という言葉をつかっていることを知って、書籍化のときに名づけたのだ。

そのときわたしは、誰かをケアしている状況を「母」と言ってしまうことで、母を使い倒し、自由に語るべき場をつくろうとしていた。なぜなら母はフェミニズムの側からも、いつでも扱いが難しいファクターだからだ。新自由主義社会のなかで、見えないケア労働を担わされているという意味でも母は沈黙させられているが、家父長制を下支えし利用されもしてきた「母性」から女性たちを解放しようとしてきたフェミニズムの側からも母は沈黙させられ、リアルな、現実に生きる母は、二重に言論封殺されていると感じていた。

産後のわたしは、なぜそこまで自他未分の状態にヴィヴィッドに、やけどのように反応していたのだろう。

今回、ヤングケアラーについて考えながら「ケア的主体」とは何かを考えたこの本を書いて、はじめてわかったことがある。それは、わたしは幼いころから、自我の境界感覚に敏感だったということだ。

わたしはなぜ「私」でしかないのか

わたしは幼いころから、なぜ自分が「私」に閉じ込められているのかと失望、もっといえば絶望していた。わたしは「私」でしかいられない。その厳然とした事実の前に、ただ固まり、屈服していた。「私」から脱出する術がないことに、この「私」に死ぬまでずっと閉じ込められたままであることに、この身体のなかに、この「私」という意識のなかに、すっぽりと入れられてしまっていることに失望していた。

わたしはどうしてこんなに固まっているのだろう。心はさっき聴いた音楽と渾然一体となって、はるか彼方まで旅立っているというのに。

目を開けると、うら寂しいアスファルトにゴミがたまっているのが見える。わたしは公園のベンチに座っていた。高いところでけやきの枝が風にそよぎ、歌っているように見える。

その途端に気づく。ああ、木も一緒だ。どこにも行けない。一生大地に根を張って、死ぬまでその場から動けない。けれど、光と雨を取り込み、鳥や虫たちを呼び込んで種を運んでもらう木は、動けないにもかかわらず、わたしよりもずっと自由に見えた。

折れんばかりに枝を風にたわませ、雨を一身に浴び、太陽のほうを向き、光を取り込む。鳥を枝に集め、種を食べてもらう。あるいは風に飛んでいく種子を、木自身が感じる。樹木は、その場を動けないにもかかわらず、自分という輪郭を解き放つ経路を、いくつか持っているようにわたしには思えた。といっても木には、自意識などという面倒なものはきっとないのだろうが。

速さ、踊り、愛――「私」から脱出するために

ではわたしには、「私」からの脱出経路はないのだろうか。

わたしは「私」からの脱出経路をいつでも探している子どもだった。たとえばスピードに。速さというものには、自己を置き去りにする力がある。

東京の武蔵野市は、江戸時代の武家屋敷が南北に細く割り当てられていたために、北と南をつらぬく一本道が多い。はるか彼方まで見渡せる一本道を自転車で疾走していると、少しずつ自己の輪郭線が、風とともに後ろに後ろに流れていく。

小学生だったわたしはよく、自宅から出てすぐに続く南北一キロくらいの一方通行を、自転車で滑走した。それは、自分を失うことへの甘い憧れであり、速さのなかに自分が溶け出し、少しでも「私」への閉じ込めから解放されたくておこなっているのだった。

一瞬頰を気持ちのよい風が吹きぬけていけば、この風はいったいどこから起こってきたのだろう、その風のたもとにわたしも一緒に連れていってほしいと思った。

想像の彼方で風が生まれた場所に行く。それはどこかの海の上空で、風がどこからともなく生まれ、消えゆき、また次の見えない風につながっていることをつきとめる。風には「私」なんてものはきっとない。一方「私」とはなんて不自由なのか。固着した自己に閉じ込められて、なんて窮屈なのかと、人間存在の自己のあり方に深く落胆した。

「私」からの脱出経路を探しあぐねているわたしの境界感覚は、すでに可動性が高くなっており、ドッペルゲンガー的な自己を自然に感じていたのだろう。小学生のときの短歌の授業で、もうひとりのわたしが見えたというような短歌をつくった。そこでクラスの誰かが「怖い」とささやいたのが聞こえ、あまりこういう話は人にしてはいけないと学んだ。

わたしは、自然に自分が「無」になることに惹かれていった。

踊ることもそうだ。いまでも盆踊りのお囃子《はやし》が聴こえると、亡霊のように音に導かれ、赤ちゃんを抱っこしたままでいつまでも踊り狂ってしまう。

「まるでダンスフロアにあがるみたいに、盆踊りのやぐらをぐるぐる踊っている大人、はじめて見た」と、娘の幼稚園のママ友さんに爆笑されたことがあるが、子どものころからそうだった。

一心不乱とはまさにこのことで、心はどこかへ行ってしまっており、楽しいのか苦しいのかわからない。けれど、もう踊るのをやめられない。

あれも一つの主体からの脱出で、踊ることにより主体の輪郭に揺さぶりをかけ、線をぶれさせる行為なのだろう。音とリズムに身体を浸しきると、そのとき「私」の窮屈な自己は溶け出していく。

もう一つの憧れは愛することだった。人を愛したとき、自己の壁は溶け出し、「私」への閉じ込めは一瞬でも解消するのではないか。わたしはいつでも半分で、もう半分の誰かがぴったりと現れるのではないか。少女時代の恋に恋する年齢でわたしは、自己の消滅への甘美な憧れを抱いていた。ふと見ただけで、かたわれ半分の人だとわかるのではないか。そんな浮足だった気持ちのなかに、自己の閉じ込めからの脱出を感じ、少しでも楽に息ができるようにと願っていたのだった。

こうして書きとっていくと小さいころからわたしは、わたしが「私」でしかいられないことを、驚きや発見ではなく、はっきりと脱出すべきものとしてとらえていたことがわかる。自分が無になる想像は、陶然とするような喜びをわたしに与えた。

部屋のなかのわたしを見るわたし

長じて大学受験を迎えるころ、勉強ばかりしていたわたしの境界感覚は、思えば最大限開いており、幼いころはおぼろげな想像だったものが、はっきりと体験として現れてきた。ある寒い冬の日だった。窓の外では小雪がちらつき、ときおり冷たい風が窓ガラスを揺らしていた。

高校に行ったり行かなかったりで受験勉強に出遅れたわたしは、模試の結果がギリギリだった志望の大学をめざして、猛烈に勉強に励んでいた。もう年が明けた一月で、試験は迫っていた。

部屋のなかも凍えるほど冷えていたが、わたしは眠くならないように靴下を脱いで机に向かっていた。机は、デザイナー用のデンマーク製の製図デスクで、それは母からのおさがりだった。脚の部分が鉄でできており、裸足でそれに触ると氷のようで目が冴えた。

そのとき、机に向かっていた目を上げて、ふと窓の外を見た。すると自然にわたしのなかから何かが外に出て、視線は窓越しに部屋のなかを見るかたちとなり、そうして机に座っている「わたし」を見たのだ。さっきまで座っていたはずのわたしは、もう机の前の壁を見ることができず、宙に浮いたわたしとなっていた。

それは一瞬の夢のようで、雪の日が見せた幻想のようでもあったが、しかしはっきりとわたしのなかには異和の感覚、奇妙な、しかし、心わき立つような浮遊感があった。

何かが外に出たと感じたのは、わたしの意識というものだったろう。わたしを成立させているのは、見ている、聞いている、立っている……感じていることの全景を支えるゼロの支点だ。動く主体、感じる主体、何か心を動かしていることの始まりとしての座のことを、感覚的に「わたしの意識」と人は呼ぶだろう。

それで言ったら、このとき「わたしの意識」は窓の外にあった。机に座っている感覚はそのときなかった。わたしは身体をもっていなかったかもしれない。なぜなら家はマンションの四階だったから。

しかし、そのときのわたしはさしてふしぎにも思わず、下を向いて自分の身体を確認することもなく、ただありありと部屋のなかの自分が見え、わたしというものが、部屋のなかの自分と外の自分、両方に重なっているように思えた。

浮かんでいる「わたし」もわたしなら、机に座っている「わたし」もわたし。もっといえば、「わたし」はわたしたちの間にある窓であることもできるかもしれないし、舞い散る雪であることもできるかもしれない。そのくらい自由に、わたしは「私」から自由に解き放たれ、ゆらゆらと揺れていた。

このときの浮遊感は筆舌に尽くしがたいものがあった。わたしは人間の身体という容れ物を介さなくても、わたしでいられるのではないか。あれもわたし、これもわたし。わたしはそこらじゅうに遍在し、自分を脱することにおいて、内と外が交流できるという希望のようなものを受け取った。

わたしが「私」でしかいられない閉じ込められた世界には、風穴があくことがある。このときの感覚は、別様である世界の可能性として、わたしのなかに深く刻印づけられた。窮屈な「私」という壁は崩れ、外部にわたしが流れ出たり、外部が流入してきたりすることもある。

わたしは、世界の別様のありかたというものに魅せられていった。

煌々たる光のなかで

ちょうどそのころだ。受験勉強がひと段落した夜の七時くらいだったか。

近所のかえで並木で犬を散歩していたら、ふと気づくと、背後から音もなく車が近づいてきた。道をあけ、わたしは過ぎゆく車をぼんやり見るとなく眺めていた。シルバーで車体の低い、大きめのセダンだった。自分の真横に来たとき、あるものを見てしまい全身がぞわっとした。見えたわけではない、見えなかったのだ。窓からなかをのぞくと、車内には誰も乗っていなかった。運転席もからっぽだった。けれど車は静かにわたしの横を滑りぬけていく。

同じころ、やはりかえで並木のもう一本北の桜並木で夜、犬の散歩をしていたとき、犬が木の根元を気にしているので、おしっこをするかなと見ていた。すると急に、まなざしを向けていた地面の一メートル四方くらいの空間が、猛烈に光り輝いた。まるで上空からスポットライトを浴びせかけたような、あるいは飛行機の光が近づいたとか、そういう煌々とした光だった。

しかし、上空を見上げても何もない。もう一度おそるおそる地面を見ると、光がある。けれどその光はどんどんしぼんでいって、すぐに暗闇に消えていった。わたしの目には光の残像が残って、うまく地面を認識できなかった。

一瞬だったし、犬は静かにあたりを見まわしていて、興奮しているなどということはない。小学校四年生のとき両親にせがんで飼ってもらったシーズー犬の女の子で、一人っ子のわたしはその犬と姉妹のように感じていた。

「ミルキー」

わたしは声に出して犬を呼んだ。わたしの頼りない声を聞いて、ミルキーは尻尾を少しだけ振って、もう歩こう、とわたしを導く。

ミルキーも妙に静かなので、何か感じ取っているのかもしれないが、異変を察知して鳴くようなことがないので、やはりわたしの錯視だったのかもしれない。しかし、それにしては広範囲で、あまりに明るかった。

こう書いていると、どれも笑えてくる。心霊写真のようなつくりものめいた話なのだが、そのころわたしは、誰かがわたしを迎えにくるような気持ちがいつもしていた。本当に「お迎え」がきていたのかもしれないのだが。

恥ずかしくて、ほとんど誰にも話したことがない記憶をここで書くのは、あのころのわたしの境界は、相当に開き切っていたことがよくわかるからだ。つねに形あるこの「私」からの脱出経路を探していて、それが幻想と妄想を生み、別様にありえる世界のなかで、どこまでも自分を消し去ろうとしていたような気がする。

わたしの可動領域はとても広く、雲を見渡す視点にも、土塊を地中の底から触れるような感覚にも、すぐに飛べた。

イニシエーションとしての出産体験

ここまで書いてみて、ようやく理解できる。だからこそわたしは、妊娠出産の体験に深く感じ入り、ヒリヒリするような裂傷を起こしたのだ。新生児との自他未分の状態、自我の揺曳《ようえい》を心の底から驚く、感覚的ベースがそもそもあったということを。

『マザリング』を書いていたときはそこまで気がつかず、母になった惑いを一般化して語ってしまったと、いまでは少し責任を感じてもいる。もちろん多かれ少なかれ、どんな人にとっても「母」という事態は境界横断的だと思うが、やけどのように自我境界の往来を感じすぎた身体で、母のことを書き取っていた自分を、いまはじめて冷静に眺め渡している。

いつでも自己の崩壊と自己の保存のあいだを宙吊り状態でたゆたっていたことが、出産体験への深い衝撃につながっていた。自分を失うということは恐れでもあるが、一方で愉悦でもある。性的なことを考えればそうだろう。快感というものは、自己の保存ではなく、自己の放棄の、自己の決裂の、自己の崩壊の向こう側からやってくるものだが、快楽が果てると、そこにまた否応のない自己が現れ、孤独の淵に追いやられるものでもある。『マザリング』でも第十章で、性行為のあと背中を向けざるを得ない自分のことを書いたが、背中を向け、うずくまる姿勢で抱きとめているのは、またひとりに戻ってきた自分自身への落胆なのかもしれない。

それと同じで、産後だいぶ経って子どもが保育園に通い出し、だんだんとわたしが自分を取り戻す時期がもっともつらかったことを思い出す。せっかく崩壊した自我が、もう一度自分に還ってくる恐怖。はっきりとした輪郭線で、自我がまたくるっとくるまれ、ピリオドを打たれる絶望。しかし社会というのは、その輪郭線のはっきりした自我の単位でしか回っていない。

妊娠出産を、現代の何かの儀礼、イニシエーションのようだとわたしは感じた。そして思う。自我境界の横断とは、かつては儀礼が担っていた機能ではなかったか。

かつては思春期には成人儀礼というかたちで、自分が親の庇護なくひとりで神や先祖と相対することで、かっこつきの「私」を形成できていた。裸の、親に守られたわたしから、神と直接対峙できる、再帰的なかっこつきの「私」へ。

成人儀礼とは、模擬的な親殺しでもある。しかし儀礼的なものが社会から切り離された現代社会を生きるわたしたちは、いつまでも親殺しをできずにいて、ひきこもりの高齢化や、「親ガチャ」や「毒親」などという言葉を流行らせ、擬似的な親殺しをやっているのかもしれない。

失った儀礼性は、出産時にもあった。かつては「産小屋《うぶごや》」といい、出産をするための施設を村落とは離れた場所に仮設でつくる地域も多かった。それは大量の血が流れる出産にまつわる穢《けが》れをムラから排除するという負の側面もあるが、一方でだからこそ、中心に熾火を焚き、古着の着物を敷きつめ、周りにぐるりと出産経験のある村の女性が囲んで、産婦を支えるという女性たちの連帯の場所でもあった。シルバーのステンレスの冷たい台に裸のお尻をくっつけて、足を開いた不自然な体勢で子どもを絞り出さなくてはいけない現代の女性の、なんとわびしいものか。

女性は出産時に、これまでの自我の延長線上ではないところに、すっぽり入り込む。出産とは生死の境に身を置くことで、自我境界の横断を経験するものだ。その魔術的ともいえる期間を、日常とは離れた、仮設の、いつでも壊せる不安定な、しかしあたたかい場所で過ごすというのは非常に理にかなっている。

わたしが出産を、自分を支えていた言葉では表現できないと感じ、現代のイニシエーションだと思ったのはあながち間違いではなく、かつては出産に儀礼的な側面が深く存在したのだろう。

成人儀礼という形で、思春期に想像上の親殺しができていない現代の私たちは、親と自分との境界、社会と自分との境界、そして自分と他者との境界を横断する練習をせずに大人になる。出産の体験を経た女性がスピリチュアルになると揶揄する向きもあるが、圧倒的な境界体験である妊娠出産を、儀礼的にも教育的にも学びの場が乏しく、丸腰で経験しなければならないのに、スピリチュアルになるのも悪であるとするなら、女性は何重にも出口なしとなる。妊娠出産を神秘的と表現することまで制限される現代における、禁止のぬかりなさを思う。

いま振り返ると、自我境界の往来を公的に経験する儀礼を失った現代において、わたしは妊娠出産の儀礼的な側面を強く体験したのだと思う。それはきっとこれまで述べてきたように、可動性の高い自我というものを小学校時代からもっていたからだった。

母子一体の反復だったのか

ここでわたしはまた、立ち止まってしまう。小学生のころわたしは何をしていたか、と。

小学校時代のわたしは全身全霊で、精神的な浮き沈みとはどんなものか、想像しようとしていた。精神的に参ってしまうと数日、あるいは数週間単位で寝込んでしまう母に、全面的に気持ちをうつしていた。

そのころ母に襲っていた躁鬱の波は激しく、その苦しみがなんであるのか？ どうすれば楽になるのか？ 楽しい予定は母の一言でなぜすぐにご破算になるのか？ 飲み込めないもの、理解できないことに心をうつし、なんとか理解しようとしていた。

「うつ」とはふしぎな言葉だ。写しであり、移しであり、映しであり、また空であり、鬱である。わたしは心を空っぽにして、母の気持ちをそこに移して、そうしてわたしのなかに映像のように投影される母の感情や感覚を一緒に感じ直そうとし、自分も引きずられて鬱になったりしていたのだ。

幼いころから敏感に感じていた自我の揺曳は、精神的に不安定な母に付き添う時間のなかで育った感覚であるともいえる。つまりヤングケアラーである自分はずっと、自我境界の融解というレッスンを続けていたといえる。母の具合の悪さや不安が、部屋のすみずみまで伸び縮みするように感じ、そのなかで時間も伸び縮みし、時計の針の音が妙に大きく、自分の鼓動のように感じる。

母を想うと自分の境界は溶け出し、痛みを自分も一緒に感じようとしてしまう。ヤングケアラーのなかでもとくに精神的な病の場合、その不定形さ、不安定さによって、よりいっそう子どもは母と、母子一体の感覚をもつのだろうと思う。

しかしときに息づまり、痛みを共有しようとした同じ空間のなかで、今度は母を疎んだりすることで自分の境界を取り戻す。痛みへの共苦と、甘えや依存が、家のなかに巣食っていると同時に、自立と独立、孤独とがそこに共在する。すべてのものが決定不可能なまま宙吊りに、部屋のなかにただただよっていた。

自己崩壊と自己保存。ヤングケアラーというケア的主体においては、両者のあいだの行き来が頻繁に起こるということを本書ではずっと書いてきたが、子を産む前からずっとわたしはそうだったということだ。母親として、子どもとの自他未分の状態に深く驚いたわたしだったが、子どもの側から、わたしはずっと自己を崩壊させたり保存したりを繰り返し、母を感じようとしていた。

つまり、子を産んだ言葉にならない経験を書くことで、最後にはじめて病の母にたどり着いたと思っていたのだが、逆に、病の母との日々が、出産を深い自他溶解の体験に変えていたのだ。自他溶解をめぐって、子と親の立場から同じことをしていたことになる。この図式を当時は発見できなかった。さらにあのころは、ヤングケアラーという言葉も世間に流布していなかった。

大文字の、社会の、人間の歴史の「母」の問題かと思って人の話を聞いているうちに、自分にとって固有な「母」の問題へと、問いが降りていったと理解していた。しかし産後の体験を、これまで築き上げた自己の一時的な崩壊としてヴィヴィッドに感じ入ったわたしには、ヤングケアラーとして育てた不安定な自我感覚という深い前提条件があったのだ。

ほどけて、つながり、流されて

自我崩壊と自我保存の姿は、たとえば水滴を考えればよくわかる。

わたしにはアーティストの内藤礼を描いた（そして彼女自身は不在となって、映画を別の形で転生させた）映画作品があるが、そこで描いたのが彼女の水滴の作品だった。あの作品のように地下水を汲み上げた特別な形をしたアートとしての水でなくても、わたしたちのまわりにはたくさんの水があり、それらは輪郭について強烈に思考を促してくる。

たとえばタクシーの窓に、その日に降った雨による水滴がついている。車が発車し、車体が揺れるたびに、水滴は壊れ、隣の一つと一緒になったり、また離れて、つーっと下に落ちていったりする。水滴一つひとつの輪郭は不安定で繊細だ。

人間というのも本来、この水滴のように結びつきやすい輪郭をもっているのではないか。ひとりの輪郭がほどけ、他の人と一緒になる。また何かの事態で融合は壊れ、またひとりのぷるんとした水滴に戻る。

輪郭がほどけることの快感と、また輪郭が離れて別々に流れていく、その決然とした姿。両者のあいだの行き来こそが、たったひとりで生まれてきた生命の、必死の往来なのかもしれない。

根拠も理由も知らされず生まれてくるわたしたちの生命は、ただ前に進むことだけをプログラムされ、日々細胞は先に先に進む。そこに死が待っていても、加速度的に生命体は先へと進むよう刻印されている。この不可逆的な死に向かう進行は、みずからの意志によってではない。進行することが運命づけられているという一点において、生命体はみな平等である。

具合の悪い人と一緒にいれば、水滴はふるっと震えて、触手を伸ばし、その輪郭をほどけさせるだろう。子どもを宿せば、その水滴はもう一つの水滴を受け入れてふくらみ、臨界点いっぱいまで自分をひきのばすだろう。生殖行為とは、そもそも輪郭をこわし、中の水を交換し、また一つに戻って、別々の輪郭をもつお互いを眺め渡すことだろう。

形あるものとして生まれることを、誰も教えてくれなかった。この世界に形あるものとして生まれてきたいかどうか、誰にも問われなかった。なぜ死に向かった船にひとりで乗せられているのか、誰も教えてくれず、煌々とした光のもとにわたしたちは突然差し出された。

苦しそうな母の近くにいても、どんなに身を寄せても、同化できなかった。悲しいといって愛する人の近くにいても、一体になれるのは一瞬だった。むしろ愛するほど孤独は深まり、孤独は人の存立条件なのだと、孤独を愛さなければ始末が悪いと思うようになった。

それより何より、わたしはひとりが好きだった。

ひとりを怖がるのはおろかだと学んでいった。ひとりで死を迎える覚悟をだんだんと身につけていった。死にゆく船にひとりで乗っていることに、やがて慣れていった。

一瞬でも一体となれる恋人や、自分を全力で求める子どもや、病者へのいたわりを経ても、お風呂で自分の身体を洗い、ベッドから重い身体を起こすたびに、わたしはひとりだと思い知らされた。その落胆にも慣れていった。

だけど、どうしようもなく、この形ある「私」のなかに閉じ込められていることに、悲しくつらい思いが込み上げてくる。

どうにかこの輪郭線をなくしてしまうことはできないのか。

クレヨンで描いた線を手で一生懸命ぼやかして、やがて画用紙が破れてしまうように、わたしは輪郭線を消そうと試みて、ぼろぼろになる。

あがくように生き、そのたびごとに、人を傷つけ、自分も傷ついて帰ってきて、可傷的な自分という存在にほとほと疲れてくる。試みるたびに線は線として屹立し、わたしはよりいっそう落胆する。

ある日、プールの底にいるときに思った。

ゆらゆらする光の水面を見上げながら、水のなかだけは輪郭線を感じなくて済み、なんと楽なのだろうと。あるいは眠りのなかにいるときは、その輪郭線を感じなくて済んだ。

わたしという現象

病む母に身をうつしながら自己消滅の欲求に苦しんでいた小学生のころ、わたしは宮沢賢治の『銀河鉄道の夜』のカムパネルラになりたかったと前述した。人を救うために、それもいじめっ子のザネリを救うために、川の底に沈んでしまったカムパネルラになりたかったのだ。あるいは、カムパネルラが鉄道のなかで言及する、自分を燃やすことで宇宙を照らすさそり座の星に。自分を消し去ることの甘美さを、そのころからわたしは知っていたのだろう。自己を燃やして漆黒の闇を赫々《あかあか》と照らすさそり座のイメージに囚われていた。

実は、賢治のことは最初から好きだったわけではない。小さなころに図書館で読んだ〈よだかの星〉や〈注文の多い料理店〉などの童話に、何かおどろおどろしい汗くさい「匂い」のようなものを感じて、正直遠ざけていたようなところもある。

しかし大学生のとき、〈春と修羅〉のはじまりを読んだとき、雷に打たれたようになってしまった。

わたくしといふ現象は
仮定された有機交流電燈の
ひとつの青い照明です

まさにわたしは、「私」をそのようにとらえていたのだと思う。わたしは、確固たる存在ではなく、現象としてそこにある。この輪郭線に囲まれた「私」という殻は、外から見れば一見固まっているようだけれど、いつでもその内部は燃えるようにうごめいており、外部の世界との交流や交換を起こしている。

それはまさに現象と呼びたくなるもので、炎は酸素がなければ燃えないし、海は月の引力がなければ波立たない。雲は水蒸気が太陽によって温められ上昇気流とならなければ生成しない。

同じようにわたしの身体中では、毎時毎秒すがたを変える細胞や血流、遺伝子や菌、果ては人間を宿主としたウイルスにいたるまで、見えないもの、感じられないものが死滅と生成を繰り返している。意志とは関係なく、知らないあいだに息を吸い、吐き、この大気のなかにわたしを交じらせ、わたしのなかに大気を取り込み、それを循環させて、わたしが成り立っている。

一度消えても構わない

わたしというものを刻一刻と変化する現象であるととらえ、ふと目を上げてみると、この世界のほうも刻々とかたちを変え、ブラックホールは星の死を飲み込み、宇宙は膨張を続け、恒星は生死を繰り返している。宇宙全体が生成と死滅の爆発的なエネルギーに突き上げられて、いまがあることを、まるで自己が内部からめくれあがり、やわらかい皮膚が外気に直接当たるようにわかる気がしてくる。

わたしという現象も、いま目の前にある世界の姿も、膨大なエネルギーが動いているさなかの、偶然の、奇跡的な、ほんの一瞬の特異点にすぎない。

自分というものも世界も安定的に固まったものではなく、とんでもなく変容を続けるなかで、ただ一瞬静止しているように見えるにすぎない。

そう考えることで、わたしは「私」という壁に囲まれた塊からの脱出を夢見ていたのだろう。自分と世界とが、同じ起源とエネルギーをもって、ともに存在していることを感じ、そこに解放を見ていた。

現象だからこそ、わたしは一度消えても構わない。消えられるわたしには、自発的意志や、そこから派生する責任からも自由だ。

わたしはなくしても構わないもの。

失っても、そこであらたに取り戻せるもの。

「わたくしといふ現象」をきっかけに読みはじめた賢治に横たわる、自己消滅の欲望にわたしは魅せられていた。

「僕はもうあのさそりのようにほんとうにみんなの幸《さいわい》のためならば僕のからだなんか百ぺん灼《や》いてもかまわない」

カムパネルラからさそりの話を聞いたジョバンニもまた、カムパネルラの「自己犠牲」に憧れこう言った。

そう言われた瞬間に、わたしの身体も灼かれて、闇を照らす灯になれるような気がして、甘い恍惚をおぼえる。

きっとそこでわたしは、仮の死、というものを迎えていたのだろう。

わたしが木にぶら下がっている

木に自分がぶらさがっている。

首をつられてぶらさがっている。

ゆらゆらと枝の一部のようになって、揺れている。

そのイメージが、そのイメージだけが、自分を楽にする。そういう時期が多くあった。だいぶ減ったがいまでもときおり、眠れぬ布団のなかでそのイメージに囚われることがある。わたしのなかでそのイメージは、むしろ自分を保存したいという、内なる、切なる想いとうらはらだと自己分析している。

実際に自分に対して手を下すのではなく、その強いイメージのなかで自分を殺すことによって、それだけわたしは生きたいのだと、そう思っていた。

首をくくられ、息苦しくなって、自分が無くなっていき、だんだんと消えて、それで枝と木と風景の一部になって静かにぶらさがっている。そのイメージはわたしの心をわき立たせ、唯一それだけが自分を癒し、少しだけ体重が軽くなるような、存在の重みから解放されるような、楽な気持ちになるのだ。

だからまるで薬を飲むように、絶え間なくそのイメージを飲むのだった。

アーティストの内藤礼を追った映画作品については先ほど述べたが、そもそも内藤礼に惹かれたのは、自分を消したいという内藤の言葉をどこかで読んだからであったのを、いまさら思い出す。それも、ものをつくることによってこそ自分を消せるのだと述べていたからであった。

ふつう、人は逆に考えるかもしれない。ものをつくることは、自分のたしかな痕跡を残すことだと。アーティストは自分の欲求が強い人間で、自分がどう生き、どう世界をとらえているかを、自己顕示欲も含めて人々に示す存在だと。

しかしわたし自身、つくることは自己消滅の先にあるとつねづね感じている。むしろ自分が手を動かしている、自分の意志がこの形を欲すると感じることから解放された彼方から、つくることの本当の意味がやってくる。

書くこともそうだ。こういう主張をしたい、こういう結論だろう、そんな見通しは書いている過程のなかで雲散霧消し、どこへいくのか自分でもわからないながら書き進めていく。そのプロセスそのものに、書くことの本当の生命が宿ってくる。

何かを生成させるということは、自己の意志の消滅のかなたに、あらわれてくるものなのだろう。

連想が果てしなくつながっていく。当然のことかもしれないが、わたしは高校時代、シモーヌ・ヴェイユに夢中になった。久々に『重力と恩寵』（田辺保訳、ちくま学芸文庫、一九九五年）を開いたら、「消え去ること」の章に、特別さまざまな印がしてあることに気づいた。

「神が今わたしのいる地点からしか見られない創造の風景を、ぜひ見たいと思っていることは容易に想像できる。だが、このわたしが邪魔立てしているのだ。わたしは、神がこの風景を見ることができるように、引きさがらなくてはならない」

「ただ、このわたしが姿を消してしまえるならば、神と、今わたしが歩んでいる大地、今わたしの耳に波音をひびかせている海……などとのあいだに、完全な愛のつながりが生じるだろう」

「どうか、わたしは消えて行けますように。今わたしに見られているものが、もはやわたしに見られるものではなくなることによって、完全に美しくなれますように」

わたしの、木に首をくくられてぶらさがっているイメージと、このヴェイユの、神にとって自分は邪魔なのだ、わたしは神と世界との直接の触れ合いをさまたげている張本人だというイメージは、切実に同化していた。

自分が消え去ることによって、世界は美しく保存される。世界と神との道が開かれる。自分は汚れているから、その道の邪魔をしている。この熾烈なイメージは、自分は影の主役である、裏をかえせば自分が消え去ることには大きな意味があると思える、存在証明のようなものでもあるだろうが、とにかくヴェイユはこの想いを抱きつづけ、労働の実践などを経て、実際に食べ物を拒否し、自己を消滅させてしまった。『重力と恩寵』から着想を得た、『エイリアンと拒食症』というタイトルをもつ、アメリカの作家クリス・クラウスの小説が存在するが（Chris Kraus: *Aliens & Anorexia*, 2000）、ヴェイユに過剰に期待し束縛した強烈な母との関係性のなかで、思春期から拒食症を抱え、たぐいまれな知性と信仰心を爆発させながら、ヴェイユという人は病のうちに沈んでいったとも考えられる。拒食症は、思春期の少女が母親との関係に苦しみ、擬似的な母殺しをする行為であるととらえられている。

わたしは拒食症にはなっておらず、母との関係に悩むというよりは、母の苦しさをどうすればいいのか、ただ漫然と痛みや苦しさに身をうつしているだけだったが、自分のなかに巣食う、汚れや重さのようなものを蒸発させたいとだけは日々強く感じていた。

病のせいもあって「母」を十全には与えてもらえない、安心感をもって甘えることができないからこそ、自分は二の次でよいと、いちばんに母だけを想っていたのだと思う。自己消滅の欲求と、この「身をうつしたい」という欲求とは、深い地層でつながっている。

世界はいいところであると信じたい

部屋のなかで、具合の悪い母と一緒にいる。なぜすぐにだめだとあきらめてしまうのか、なぜ起きてこられないのかが子どもの時分には理解できず、やきもきするような思いを抱えていたわたしは、母をむしばんでいる害があるなら飲み込んであげたい、わたしがそれを抱えて一緒に消滅させてあげたいと願っていた。

それはいったんは死のイメージなのだが、そこでわたしも一緒に再生するような、深い喜びがあった。自己消滅が喜びにつらなるような、ケア的主体がもつ犠牲的で献身的な欲望といえるだろう。

こういう思いを抱えてケアをしている子どもに対して、早く毒親からお逃げなさいと、人は容易く言えるだろうか。

親をうらむくらいなら、毒親などと呼ぶくらいなら、出家したいと思っていたと書いたことがある。とてもつらい気持ちになったとき、遠くまで散歩して見つけたカソリックの修道院に、何がしかの事態が起こったら訪ねようと思っていた。

その教会にしばらく座っていたことがあって、ただいろんなことを考えていたのだが、気づけば日が暮れて、三時間ほど座っていただろうか。ステンドグラスの窓からリノリウムの床に光の束が落ち、光線の傾きによって色を変えていた。

それをただ眺めながら、世界がいいところであると信じたいと、それだけを思っていた気がする。

そのころわたしはいつでも、この世界はいいところであると信じていたかった。

木にくくりつけられたわたしは解放感を覚えている。罪の意識や、後悔、果たし得なかったこと、まちがって発言したことで人を傷つけたのではないかという恐れ、求めている人に拒否されたのではないかという不安、あの人は実は自分を攻撃しているのではないかという想像。そのすべてが、首にかけた縄で木にぶらさがることで、消え去る。

わたしが消えたあとに世界がよい場所になると、ヴェイユのように信仰のないわたしがはっきりと思っていたわけではないが、世界はいいところであると、それだけは信じようとしていた。

そのころ、この国もいまほどではないが、傾きはじめていた。身体を売ったり下着を売ったりする同級生がいた。通学途中に渋谷を歩いていると、あからさまな言葉を書いた看板やネオンの下を通り過ぎるたびに、存在をぞんざいにしか扱われない、汚れた空気に身動きがとれなくなって、うずくまった。彼女たちが悪いわけではない、ただシステムの大きな力に抗えないのだと知り、ますます絶望を深めていた。自分のなかにも沈殿していきそうな汚れを、息をつめて防ごうとしていた。

家族のなかに巣食う謎のなかでもまた、息ができなくなるときがあったが、それでもわたしは逃げ出したあとにまた戻ってきた。結局、家族もまた他者たちの集まりで、本質的には何もしてあげることはできない。それぞれが、少しだけ寄りかかりあって、バランスを保っているトライアングルのようなものだ。

みずからの生をどうしても消滅させたい人の衝動を、消してあげることはできない。でも、それでもなお、と思う。いつだって、それでもなお、というものがもつ尊さを想っていた。それでも、きっと世界には信じられる場所があると、わたしは切実に想っていた。

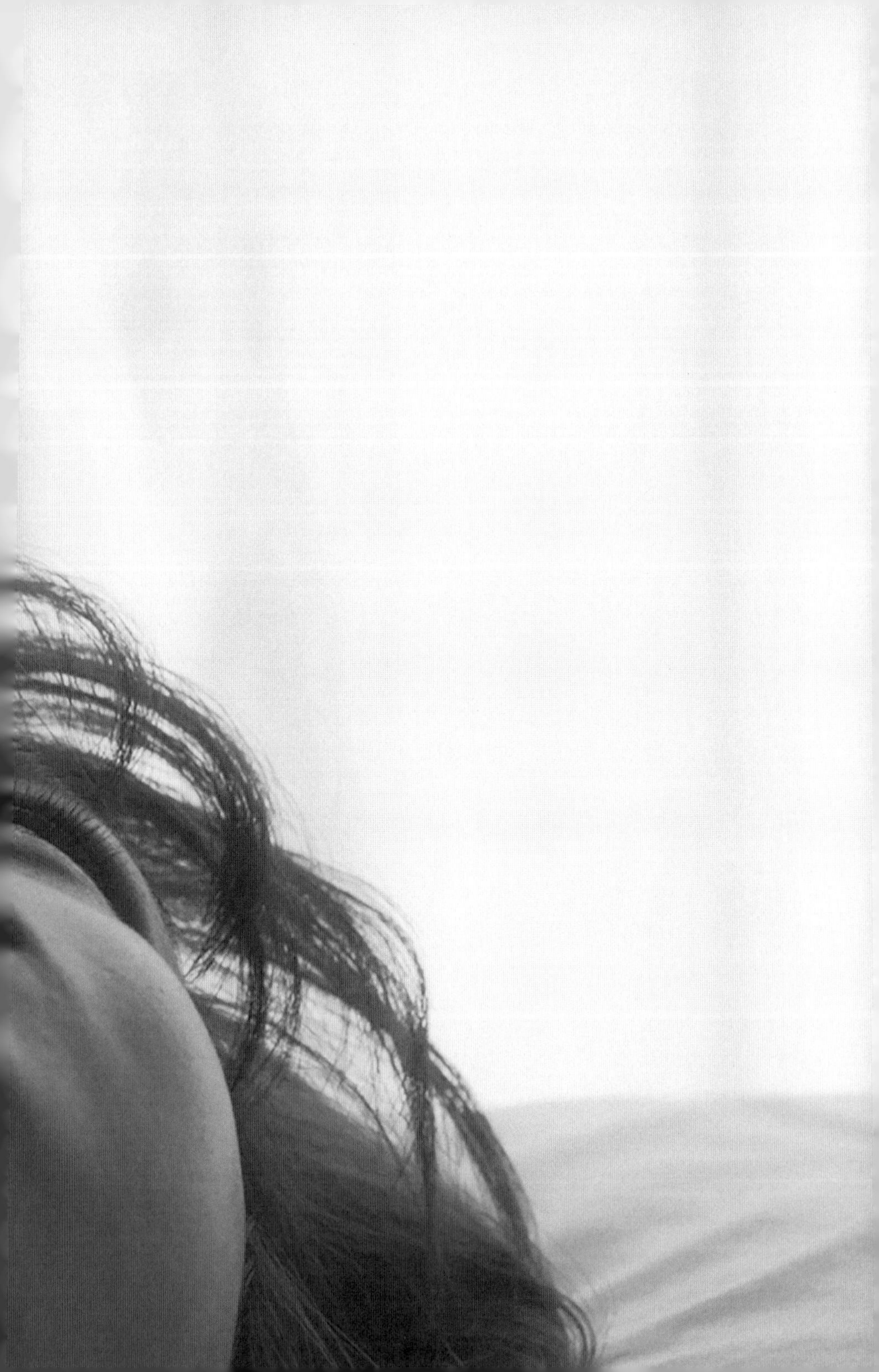

8 犠牲と献身と生まれ変わり

——自由へ

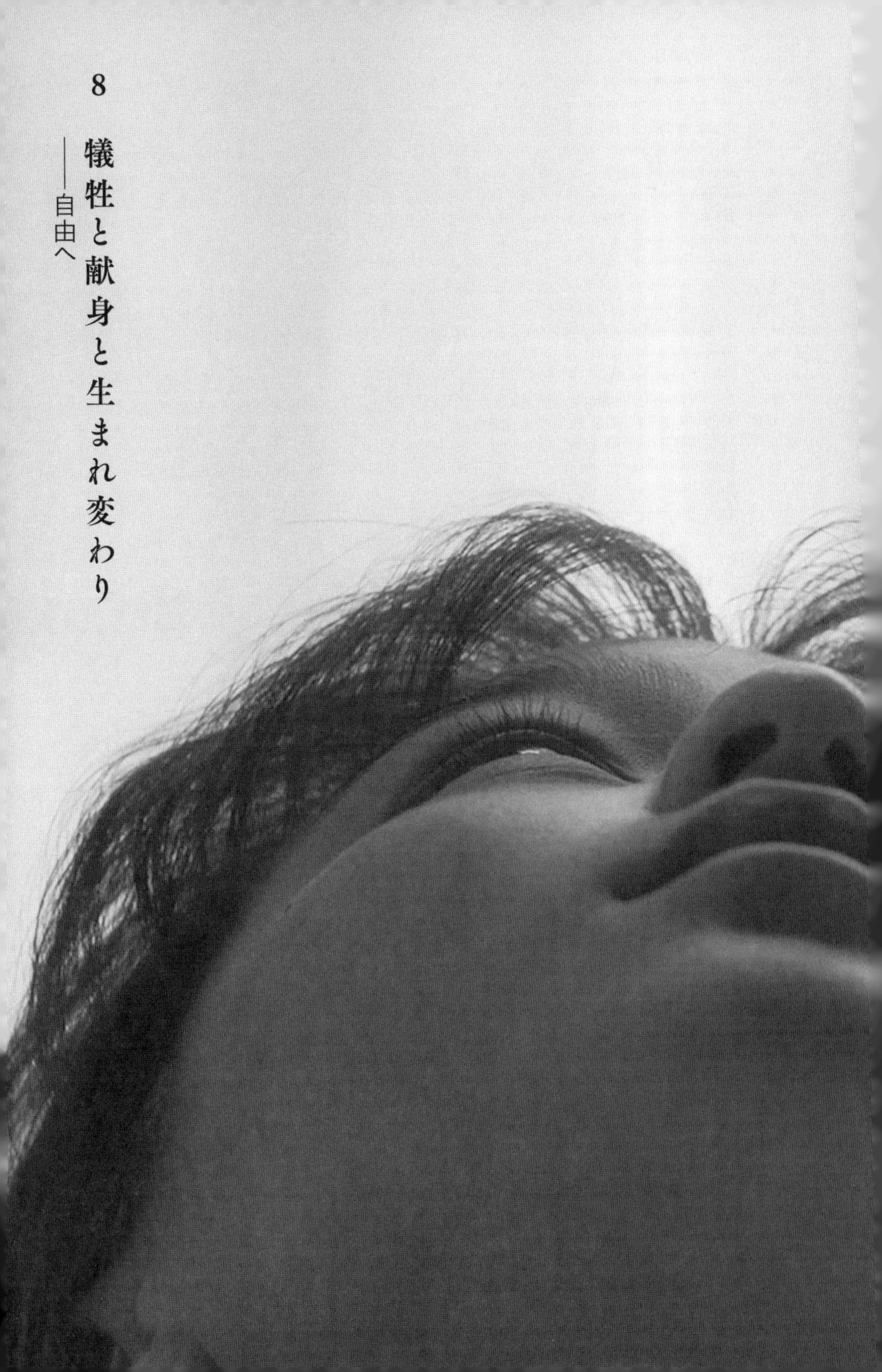

ここでようやくわたしは、第1章の「薄氷のような連帯」に行き着くことができるのかもしれない。

精神科病院に長いあいだ閉じ込められていた女性たちのかたわらにいて、わたしは涙を流すことしかできなかった。自分と彼女たちとは何が違うのか。わたしももしかしたら、ここに長く逗留していたかもしれない。死のイメージに囚われ、木にぶらさがっている自分のイメージでしか癒えない夜を抱え、なんとかごまかしてこちらの世界で生きているわたしは、母に付き添って病院に泊まっているだけなので、好きなタイミングで外出も外泊もできた。

しかし彼女たちは、外出も外泊もままならない。帰る家には、彼女を受け入れてくる人がいるのか。安心して外泊ができるのか。わたしは薄い氷の上を踏むような、あるいは薄い氷を喰むように、その欠片《かけら》のたよりなさを感じることしかできない。そんな連帯感しか抱けない。そのことの罪深さ。

それでも、たしかに彼女たちを想っていた。母を想うように。

わたしが抱いていた自己消滅のイメージは、解放感とともにあったことが重要だと、いまではわかる。さそりの火に灼かれて仮の死を迎えるとき、その「死」は恐ろしいものではなく、わたしに生命を与えもする解放の場所としてあった。

自己消滅への欲求は、深く自己保存の欲求に裏打ちされている。仮の死を迎えることによって、わたしは新たな「生」を生きはじめる。仮の死のなかで身体は失われるが、わたしは新たに風景の光のなかに散逸する。青々とした木々の一部となって風にそよぐ。

そのたしかなイメージによって具体的な死に行き着かず、死に向かう逸脱行為をも避けられた自分がいた。イメージの力で自己を消滅させることによって、わたしは自己を保存していた。たぶんそのことにより、具体的な疾病をも遠ざけていたのかもしれない。

精神科病院に長く閉じ込められていた彼女たちは、わたし自身だった。あるいは、わたしたちが家のなかで引き受けられなくなったときに母にもたらされるかもしれない、もうひとつの姿だった。

何のためなら人は「犠牲」になれるのか

わたしはここで自己消滅のもつ力、つまり「自己犠牲」について考えてみたいと思う。「何か」のために自己を滅することを、人は「犠牲」と呼ぶ。あるいは「献身」。「犠牲」は、戦争に加担させてしまう英雄的イメージ、あるいは旧世代の家父長制のもとに自らを捧げてきた女性たちをも想像させ、つねに大きな構造維持の手段とされる危険をともなう。宗教的な犠牲の精神は人を盲信させ、集団の狂気に導く危険なものだ。カムパネルラの自己犠牲もまた、甘美な陶酔とうらはらである。

いまの世界で「犠牲」は拙速に否定され、批判される最たるものだ。ケアにおける犠牲はけしからん、社会的に公助を開くべきである。どれももっともなことだ。

しかし自己消滅の欲求というものは、禁止されても損なわれるものではない。先に見たように、自己消滅は自己の保存に裏打ちされていた。むしろ消滅への欲求は、転生への欲求に近いものであった。それは純粋な願いのようなものとしてあり、概念的でさえある。そこで迎える仮の死と仮の生は、概念的で抽象的である。

自己犠牲には自己消滅が伴うが、自己犠牲的な精神が最初にあるわけではなく、はじめに自己消滅の欲求があり、「何のために、誰のために身を投ずるのか?」と問われても、答えにくいという様相があるのではないか。

世界がいいところであると信じたかったと書いたが、同じような言葉は賢治の作品に多出する。

さそりの火の話を聞いたジョバンニは、「みんなの幸《さいわい》のため」に、自分のからだが灼かれても構わないと言う。しかし。「みんなの幸」とはなんだろうか。世界はいいところであると切実に願っていた、わたしの想いと同じものだろうか。ヴェイユもまた神のために食物を拒否し、自分の汚れを消し、身体を消滅させてしまった。それは、神のためだからこそできたことなのだろうか。

漠然とした幸福にこそ、人は自己を投げ出せるのではないだろうか。具体的な宛先のない、抽象的な願いにこそ、人は自己を滅し、犠牲的になれるのではないか。

いま、こう問うことができる。カムパネルラは本当に人を救うために川に飛び込んだのだろうか、と。カムパネルラは、「ザネリを救うために」川に入ったのだろうか。

ザネリを救うという宛先のはっきりした犠牲的精神ではなく、犠牲というものはつねに、抽象的で大きな祈りのようなものと同期しているのではないか。カムパネルラが水に入ったのは、もっと大きな、よき人でありたいという願いのようなものでなかったか。

ひとりのザネリを救うということでない。それが誰であってもすべての人間を愛したいという大きく抽象的な願いのようなものに、カムパネルラは駆動されているように思える。さらにそこには、自分を投げ出したいという純粋な自己消滅への欲求が存在するのではないのか。

おおきな木の「しあわせ」は何だったのか?

『おおきな木』という絵本がある（シェル・シルヴァスタイン著、村上春樹訳、あすなろ書房、二〇一〇年）。木は、「ぼうや」に語りかける。

いらっしゃい、ぼうや。わたしに
おのぼりなさい。えだにぶらさがって、
りんごをおたべなさい、わたしのこかげであそんで、
しあわせにおなりなさい。

お金がほしいというぼうやに、りんごの実をすべてあげ、妻や子どもたちと暮らす家が欲しいというぼうやに、わたしの枝を切っておゆきという。木は与えるだけで、引きかえに求めていることといえば、ぼうやの顔を少しでも見ることだ。

与えることを自分から求めているとも言えない。ただ木はそこに動かず立って待ち、坊やに求められたときに与えるだけだ。ここには「犠牲の精神」があるが、それでも作者のシルヴァスタインは、「木はしあわせでした」と言わせる。

最後、枝も幹も切り刻まれ、あげられるものが何もないと謝る木の唯一残ったきりかぶに、老人になったぼうやは腰掛ける。

こしをおろしてやすめる、しずかなばしょがあれば
それでいいんだ。ずいぶんつかれてしまった。

年老い、疲れてもう欲望も何もなくなってしまったぼうやと、もう何もない木。ぼうやは老いさらばえたことで、ようやく木と同じ地点に立ったということか。

ここには一見、犠牲の具体的な宛先があるように思える。自分の息子のようなぼうやのしあわせだ。しかし、与え尽くしてしまって、木が死んでしまったとき、それはぼうやのしあわせになるのだろうか。

むしろ与えつくす木の行為には、捧げ、与えることがもつ暴力的な、根こそぎ存在を奪う力が働いている。与え続けることはぼうやにとっても、木にとっても、具体的な喜びにつながるとは限らない。与え続けていれば、やがて物理的にその個体は廃《すた》れ、失われ、傷

ついていく。それでもこの本では木に「しあわせでした」と言わせている。木は、個体の死とひきかえに喜びや悦楽を得ているのかもしれない。

木はぼうやのためだからこそ、りんごも枝も幹も根こそぎ与えることができたのではなく、その先に、すべての「ぼうや」のための、与えること自体がもつ喜びがひた隠されてはいないだろうか。

木が感じる「しあわせ」は、見返りを求めないということから生成されている。何かを与えたら、同じだけ返してもらわなければいけないと考えるのは、有用性に侵された現代の論理だ。与えるだけで見返りを求めないことは、合理性が支配する経済の論理から逃れ去る場所に、自分を持っていくということにもなる。

具体的な誰かのためだけに犠牲を払うのではないからこそ、木は同じだけの対価を求めようとせず、消えゆくことそのものの美しさに身を浸しているのではないか。

犠牲と依存抜きの自由はあるのか?

この絵本は一九六四年に刊行されたが、作者のシルヴァスタインには、冷戦構造のなかで経済的・金銭的欲望にひた走る世界を批判的に見渡す視座もあったと言われている。

差し出し、与え、捧げることは本来、生命存在の存立条件に刻印されている。

アリやハチは一部の子孫を残す個体以外は、巣を整えたり、餌を取ってきたりするだけの行動をとり、やがて個体の死を迎える。それは種全体のために服するということで、彼らにとっての幸福や自由とは、わたしたちが考えるものとは異なっているだろう。

わたしたちの身体のなかでも同様の犠牲的ふるまいは細胞レベルで起こっているはずだ。細胞がみずからを死滅させるアポトーシスなどはその最たる例だろう。母体は異物としての胎児を、みずからの免疫を下げて感染症にかかるリスクを広げながら、自己のうちに取り込み、やがてその他者に身体の真ん中を空けつづける。

しかし現代では、見返りもなく与えること、尽くすことは、悪いことのように思われている。いま世界は個人の自由が尊重されている。自由が叫ばれるのはいい。しかし見返りなく誰かに自分を与えるということをまったく抜きにした自由など、本来存在するのだろうか。

個人の自由をつきつめた先には、ツルツルの箱のなかでひとり生きるような、殺風景な風景しか残らないのではないか。犠牲を、依存を、寄りかかりあっておこなうのが、他者と生きるということではないのか。現代の自由は、自分以外の他者を目にとらえていないように感じる。

無心のダイブと無心のクッション

社会学者の大澤真幸氏が、現代の親は「あなたのことを一生面倒みる」という大いなる嘘を子どもにつかなくなったと述べている（「特集 うつ病新論」『現代思想』二〇一一年二月号）。あなたのことを一生面倒みるという親がつく嘘は、必要十分な嘘だ。

大人が自分を抱っこできるか、体勢の準備ができているかをあまり確認せず、子どもは高いところからダイブしてくる。その無心のダイブを親は、どうにかこうにか落とさないように、おっとっとと引き受ける。抱きとめるとき、そこに自信なんてものはない。確固たる意志などもない。引き受けられるという確信もない。ただ、落ちないようにとっさに腕を広げ、できる、大丈夫、と引き受けてみるのだ。

やけくその、いいかげんな、その場だけの、守れない約束なのかもしれないけれど、いま、たったいま、あなたを抱きとめようとすることは、子どもを、子どもだけでなく、何かを育てようとすることの存立条件ではないか。

母になったことを後悔しているという本が売れたこともあった。あなたを生んで後悔しているという意味に容易にとれる言葉をタイトルにつけた本を、理由もなく生まれさせられた子どもが手に取る可能性は考えないのだろうか。ベストセラーだと聞いてわたしのなかにうまれた違和感はあまりに強かった。

困っているあなたに、大丈夫と言うこと。大丈夫ではないのかもしれないけれど、大丈夫だと言って、抱きとめることが人間には必要なときがある。

わたしがもっとも好きな塚本晋也監督作品『KOTOKO』では、Cocco演じる琴子が子どもの虐待を疑われ、子どもから引き剝がされ、自身も深い闇を抱え、苦しんでいる。琴子は、たぶん子どものまま、大人になるタイミングを逸したまま母になってしまい、狂う。子どもを手放さざるを得なくなり、ひとりになって、もっと狂う。

そこにある作家が現れる。作家役に扮する塚本晋也のことを琴子は激しく殴りながら、逃れようとする。けれども作家は、血をぴゅーぴゅーと吹き出させながらも、「大丈夫、大丈夫」と、まるで大丈夫ではない自分に言い聞かせるように、琴子を抱きしめる。打たれても打たれても、琴子に大丈夫と言いつづける。

そこには、やけくそな「大丈夫」があり、口先だけ、その場しのぎの行動かもしれないが、だからこそ、その「大丈夫」は崇高で、いとおしいものだ。

親が抱きとめられるかどうかを確認せずに、高いところから腕のなかに無心のダイブをしてくる子どもは、無心のクッションを必要としている。

無心のダイブをする側も受け止める側も、明確な意志をはたらかせてそうしているわけではなく、ただそこには「しかたなさ」とでもいえる事態だけがあり、いたしかたなく、切実に、その事態にお互い対処しているのだ。相手もわたしもその起こっている事態の主要メンバーであり、事態を構成している一員にすぎない。一緒にプロジェクトを動かしているようなものだ。受け止める側にも、どうなるかなんてわからない。

確信に裏打ちされた行動になんて大したことはできない。そんな冷静で、その人が変化しないような行為に意味があるのだろうか。

わからないながらも大丈夫ということ。受け止められないかもしれないけれど、とにかく腕を開いて抱きとめようとすること。それでもなお、それでもなお。

＊

ある日、夢をみた
美しい、平坦な大地
向こうには虹色に光る水が湛えられ、
湖のようにも、海のようにも見える
でもほとんど波立っていないので、たぶん湖だろう

とても静かだ
手前の方は、砂地の陸地になっており、
人が腰かけられるくらいのおおきめの石が点在している

そのなかの一つに母が座っている
こちらを熱心に見つめ、どこかさびしそうだ
何かとても大事なものをなくしてしまったのだけれど、
それが何かも思い出せないとでもいうような、
あるいは、誰かとはぐれてしまったけれど、それが誰かもわからない、
なぜ自分がひとりでそこに座っているのかもわからない、
所在なげで、居心地のわるそうな、どこにも心を落ち着ける場所がない、
不安げなまなざしだ
わたしを見つけても、その表情は変化しない
水は微風に流され、少しだけ波立つときに、虹のような薄紫色に光る
わたしは急に、その水のなかに母が入っていって、
後ろ姿のまま遠くに歩きだして行ってしまうと思って、
まって、というのだが、声が出ていない

あたりは、水と石以外は、真っ白で、白く発光するもののなかにすっぽり囲まれ、
現実感も距離感もない
そこに突然、弟らしき人が入ってくる
大人の男性で、見知らぬ人のように感じるのだけれど、
しかしこの人が自分の弟だということだけはわかる
わたしには弟はいないのだが、いま姉である娘と、下の子である弟を育てている
娘の、姉の気持ちになって、下の子を育てていることも多い
そのまなざしがこの大人の弟に投影されていると、
夢のなかで、自分でもうっすらとわかっている
そういうかたちで娘であり姉である子のことも
わたしは同時にこの夢のなかでいきている
弟は、わたしの弟でもあるが、いま一歳の息子が立派に大きくなった姿でもある
弟と一緒にこの白く発光した、どこにも行けない湖を去ろうとするのだが、
母を置いていくことに、心残りがする
虹の光が色を濃くした
そこで目が覚めた

わたしはいま、自己消滅のイメージをもつことはほとんどない。子どもたちの未来を、わたしも一緒に生きる大きな責任を負っている。わたしはその責任を背負い、どんなにそれが重くても、いえ重ければ重いほど、いつかは旅立っていくその日までは、ヴェイユのように神に道をあけようなどとは思わない。

その気持ちは、カムパネルラやヴェイユやおおきな木のように、抽象的な宛先のない想いではない。宛先のはっきりした献身だ。子どもの前に車が突っ込んできたら、わたしはとっさに身体を入れるかもしれないが、それが他の子どもだったとき、わたしは迷いなくかばってあげられるかどうか心許ない。

犠牲は抽象的なものの上に成り立つのではないかと書いたが、わたしがはっきりと行動できると言えるのは、やはり宛先のある献身なのではないか。

＊

しかし、と思う。そうしたケアにおける献身の時間を「犠牲」と呼ぶのは、不遜なことなのではないか。

ひとりの子どもの向こうに、生まれなかった命や、可能性としての命が漂っているような気がする。ひとりの子を育てているけれど、その子だけを育てているような感じがしない。そこには失った命や、生まれなかった命もある。幼いころの自分自身もそこに入っているようだし、今後生まれるかもわからない、待機された生命もある。自分でもよくわからない感覚がある。

と、ここで気づく。そうか、自己消滅と自己保存がここでも働いているのかと。

自己の輪郭は、溶け出し、開いている。誰かのために行動しても、やはり開いているのではないか。誰かのために生きているとき、そこには自分のための生も、また同時に燃えひろがっている。

それを犠牲などと呼ぶ方がおこがましいのだ。自分が犠牲になっているのではなく、自己をひろげ、開いていった先に、他の人の生があって、それを必死で一緒に生きているだけなのだ。

そんなふうにして、犠牲を、尽くすことを、献身を、ケアする人間をとらえることができれば。

わたしがずっと窮屈だと思っていた主体の壁はなくなり、わたしはそこでいったんは消えるかもしれないが、そこで多くの人とともにわたしはまた生きはじめるだろう。

おわりに

医学書院の白石正明さんから、次の本を書きませんかと言われたのが二〇二一年の夏だった。そのときはコロナ真っ只中で、妊娠中だったわたしは、街に出るのを控えており、近くの喫茶店に来ていただいたのを覚えている。

そこから二年半ほどが経ってしまった。

わたしは第二子である男の子を出産し、やがて子どもたちと三人だけで新しい町へ引っ越した。

その間、娘の窮状を見てここぞの力が出たのか、男の子の赤ちゃんをはじめて抱いて未知なるやる気が出たのか、わたしの母は完全に復活し、要介護2の状態にまでなった。いまは、わたしたちの家に長期で泊まりにくることも多く、子育ても家事もおおいに助けられている状態である。

ヤングケアラーの本を書いているあいだにこれだけの変化があり、そうしてわたしがケアをしているつもりだった母に、全面的にケアをし返してもらっている。返礼はあの世でもらえたらよいと思っていたのに、こんなに現世で、しっかりとケアをしてもらっているとは。ケアマネジャーさんによると奇跡、ということだ。

それだけ精神的な病は、身体そのものの要求だけでなく、関係性の病でもあるということがわかる。それだけ「わたし」は可塑的で、可変的で、状況に浸透し、揺れるものだということがわかる。

こうして、本書の主題にまっすぐに戻ってくるのだ。

取材を引き受けてくださったマナさん、かなこさんにあらためてお礼を申し上げます。また原稿としては載せられなかったけれど、お話を聞かせていただいた方々にもお礼を申し上げます。

状況のままにまに変容していく厄介な書き手にしぶとくおつきあいいただいた白石さんに、深く感謝いたします。この本はある種の「欲望」の本だと思うが、そう言ってみれば「僕はいい原稿が読みたいんだ！」という一級の悦楽探究者である白石さんの欲望にも、この本は導かれたと思っています。

実は医学書院は、祖父、そして父とも仕事上のつながりがあり、依頼があったとき少し緊張した。まさにケア的身体をもつ父にあらためて感謝するとともに、この本を祖父の墓前に供えたい。

ケア的身体というものが弱き者に手を差し伸べるプロセスで、主体の輪郭をなくしたり、また取り戻したり、文字通り手放しで世界へと自分を投棄していく。その恍惚と苦しみとを書くために、わたしは記憶をさかのぼった。過去を両手のなかで捏《こ》ねたりつついたりしているあいだ、よく見ていた写真集があった。

それが、ココ・カピタンの『NAÏVY』だった。なかでも、この本のカバー写真になった「DEEPEST JUMP TO BLUE」を見ていると、まさに、海のうねりの速度に身を投じる恐ろしさと甘美とを同時に感じ、「ケア的身体」というものを考えるうえでとても示唆的だった。

この写真をぜひ表紙に使わせていただきたいと願い、亜洲中西屋の中西大輔、中西多香両氏にたいへんお世話になった。心からの謝辞を申し上げます。

各章の扉に使われた写真はわたしの作品だが、写真作品の個展を依頼してくれたYuka Tsuruno Galleryの鶴野ゆかさん、それからわたしが最初にヤングケアラーというテーマに挑んだAR映画『サスペンデッド』の創作の場をくださったシアターコモンズの相馬千秋さんにも、あらためて御礼申し上げます。

この書は先ほど欲望についての本だと述べたが、犠牲の本でもある。それも、「あえて」の犠牲である。前作では、フェミニズム的には議論含みの「母」にあえて取り組んだ。今回も、たぶん批判も拒否もされるであろう「犠牲」に、私なりの新しい光を当ててみたかった。こうやって、挑戦的あるいは冒険的に、不可視化されている文脈を掘り起こすことに、私はいつも興味があるのだと思う。

アンタッチャブルにすることでタブー視され、逆に神格化もされる概念に冷静な認識を与えたい。新しい文脈を見出したい。誰も触れてこない問題の奥には、沈黙した、いや沈黙させられている無数の人がいる。

煌々とした人工的な光のもとで、固着化した自己ばかり要求される現代社会において、変容していく「わたし」が受け入れられ、そのことによって少しでも楽になる人が増えますように。

本書が少しでも息苦しい人の背中を押すことがあれば、幸いである。

中村佑子

二〇二三年九月

ロイヤルホストから見えるけやき林を眺めながら

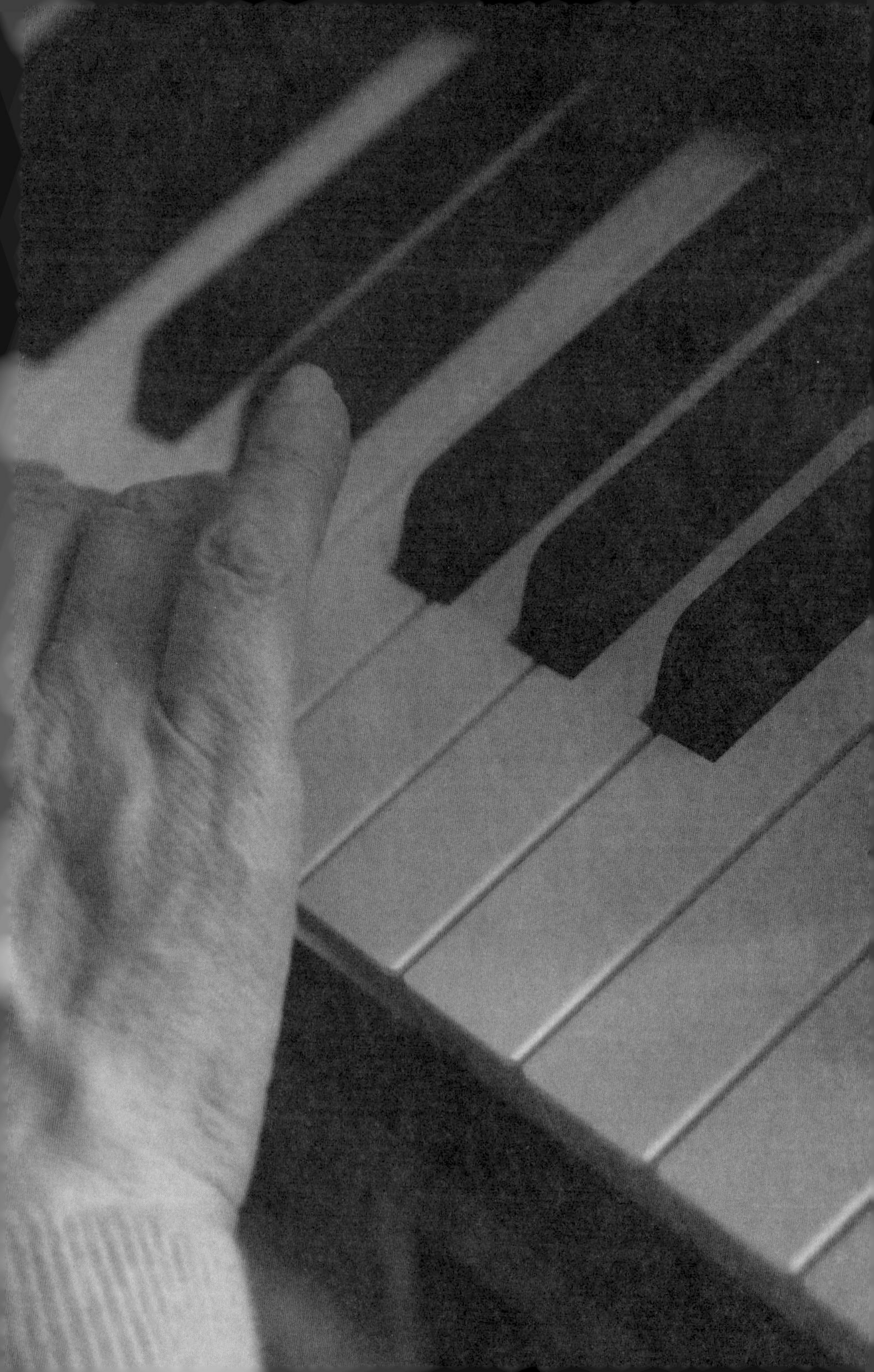

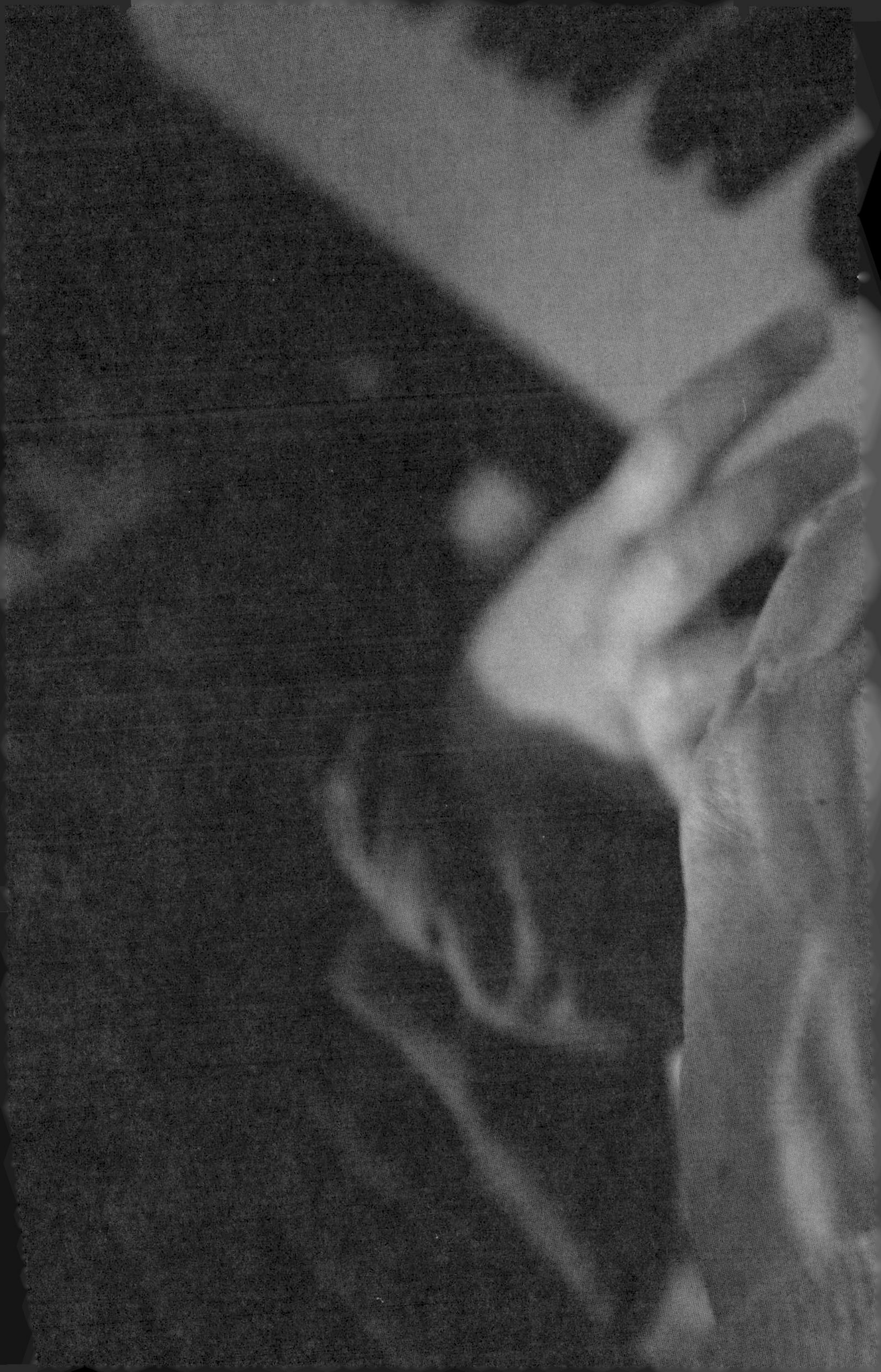

著者紹介

中村佑子（なかむら・ゆうこ）

１９７７年、東京生まれ。慶應義塾大学文学部卒。テレビマンユニオンに参加。ドキュメンタリーを多く手がける。映画作品に『はじまりの記憶 杉本博司』、『あえかなる部屋 内藤礼と、光たち』、テレビ演出作にＮＨＫ-ＢＳプレミアム『幻の東京計画 首都にありえた3つの夢』など。シアターコモンズにて、ＡＲ映画『サスペンデッド』脚本・演出などがある。

２０２０年、初の単著となる『マザリング 現代の母なる場所』（集英社）を出版。立教大学現代心理学部映像身体学科兼任講師。

趣味は料理、水泳。

初出一覧

1　薄氷のような連帯
『精神看護』２０２１年11月号

2　いちばん憎くて、いちばん愛している人
医学書院ウェブマガジン「かんかん！」２０２１年１月21日〜

3　わたしが誰かわからない
医学書院ウェブマガジン「かんかん！」２０２２年２月14日〜

4　わたしはなぜ書けないか
医学書院ウェブマガジン「かんかん！」２０２２年10月18日〜

＊大幅に加筆修正のうえ掲載。
＊右記以外は書き下ろし。

シリーズ ケアをひらく

わたしが誰かわからない――ヤングケアラーを探す旅

発行　2023年11月15日　第1版第1刷©

著者　中村佑子

発行者　株式会社　医学書院
代表取締役　金原 俊
〒113-8719　東京都文京区本郷1-28-23
電話03-3817-5600（社内案内）

印刷・製本　アイワード

ISBN978-4-260-05441-6

◎本書のテキストデータを提供します。
視覚障害、読字障害、上肢障害などの理由で本書をお読みになれない方には、電子データを提供いたします。
・200円切手
・左のテキストデータ引換券（コピー不可）を同封のうえ、下記までお申し込みください。
［宛先］
〒113-8719 東京都文京区本郷1-28-23
医学書院看護出版部 テキストデータ係

テキストデータ引換券
わたしが誰かわからない

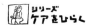

本シリーズでは、「科学性」「専門性」「主体性」といったことばだけでは語りきれない地点から《ケア》の世界を探ります。

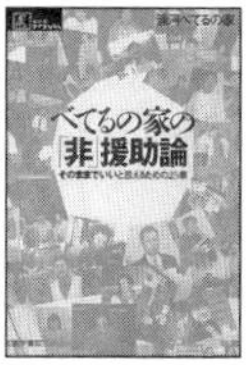

べてるの家の「非」援助論：そのままでいいと思えるための25章●浦河べてるの家●2000円●それで順調！———「幻覚＆妄想大会」「偏見・差別歓迎集会」という珍妙なイベント。「諦めが肝心」「安心してサボれる会社づくり」という脱力系キャッチフレーズ群。それでいて年商1億円、年間見学者2000人。医療福祉領域を超えて圧倒的な注目を浴びる〈べてるの家〉の、右肩下がりの援助論！

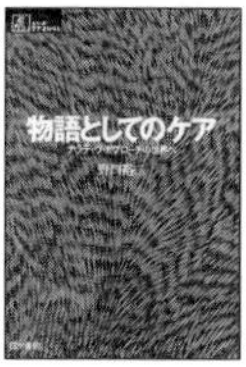

物語としてのケア：ナラティヴ・アプローチの世界へ●野口裕二●2200円●「ナラティヴ」の時代へ———「語り」「物語」を意味するナラティヴ。人文科学領域で衝撃を与えつづけているこの言葉は、ついに臨床の風景さえ一変させた。「精神論 vs. 技術論」「主観主義 vs. 客観主義」「ケア vs. キュア」という二項対立の呪縛を超えて、臨床の物語論的転回はどこまで行くのか。

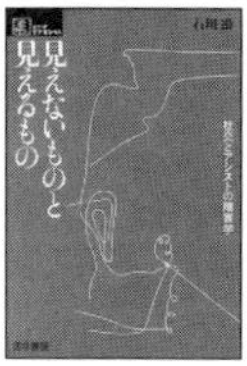

見えないものと見えるもの：社交とアシストの障害学●石川准●2000円●だから障害学はおもしろい———自由と配慮がなければ生きられない。社交とアシストがなければつながらない。社会学者にしてプログラマ、全知にして全盲、強気にして気弱、感情的な合理主義者……〝いつも二つある〟著者が冷静と情熱のあいだで書き下ろした、つながるための障害学。

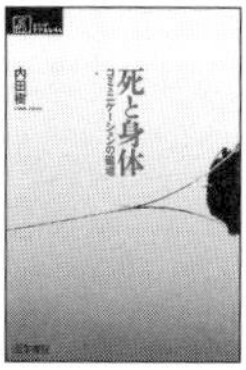

死と身体：コミュニケーションの磁場●内田 樹●2000円●人間は、死んだ者とも語り合うことができる———〈ことば〉の通じない世界にある「死」と「身体」こそが、人をコミュニケーションへと駆り立てる。なんという腑に落ちる逆説！「誰もが感じていて、誰も言わなかったことを、誰にでもわかるように語る」著者の、教科書には絶対に出ていないコミュニケーション論。読んだ後、猫にもあいさつしたくなります。

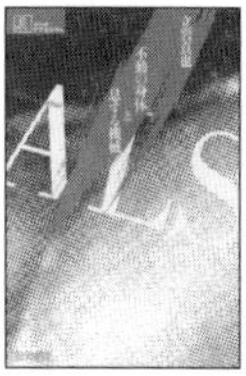

ALS 不動の身体と息する機械●立岩真也●2800円●それでも生きたほうがよい、となぜ言えるのか———ALS当事者の語りを渉猟し、「生きろと言えない生命倫理」の浅薄さを徹底的に暴き出す。人工呼吸器と人がいれば生きることができると言う本。「質のわるい生」に代わるべきは「質のよい生」であって「美しい死」ではない、という当たり前のことに気づく本。

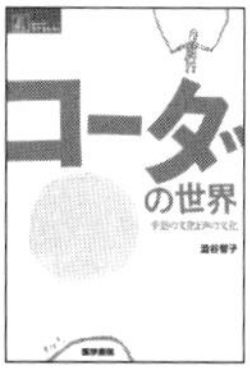

コーダの世界：手話の文化と声の文化●澁谷智子● 2000円●生まれながらのバイリンガル?———コーダとは聞こえない親をもつ聞こえる子どもたち。「ろう文化」と「聴文化」のハイブリッドである彼らの日常は驚きに満ちている。親が振り向いてから泣く赤ちゃん? じっと見つめすぎて誤解される若い女性? 手話が「言語」であり「文化」であると心から納得できる刮目のコミュニケーション論。

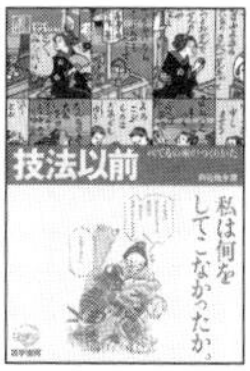

技法以前：べてるの家のつくりかた●向谷地生良● 2000円●私は何をしてこなかったか———「幻覚&妄想大会」をはじめとする掟破りのイベントはどんな思考回路から生まれたのか? べてるの家のような〝場〟をつくるには、専門家はどう振る舞えばよいのか? 「当事者の時代」に専門家にできることを明らかにした、かつてない実践的「非」援助論。べてるの家スタッフ用「虎の巻」、大公開!

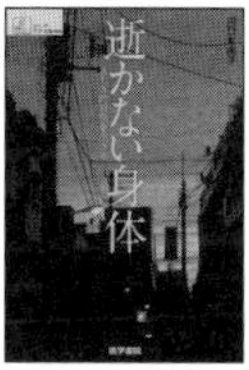

逝かない身体：ALS的日常を生きる●川口有美子● 2000円●即物的に、植物的に —— 言葉と動きを封じられたALS患者の意思は、身体から探るしかない。ロックトイン・シンドロームを経て亡くなった著者の母を支えたのは、「同情より人工呼吸器」「傾聴より身体の微調整」という究極の身体ケアだった。重力に抗して生き続けた母の「植物的な生」を身体ごと肯定した圧倒的記録。

第41回大宅壮一ノンフィクション賞受賞作

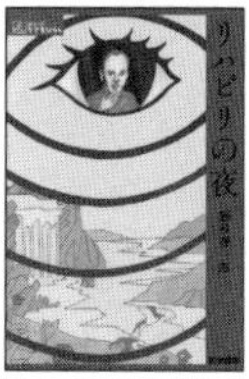

リハビリの夜●熊谷晋一郎● 2000円●痛いのは困る——現役の小児科医にして脳性まひ当事者である著者は、《他者》や《モノ》との身体接触をたよりに、「官能的」にみずからの運動をつくりあげてきた。少年期のリハビリキャンプにおける過酷で耽美な体験、初めて電動車いすに乗ったときの時間と空間が立ち上がるめくるめく感覚などを、全身全霊で語り尽くした驚愕の書。

第9回新潮ドキュメント賞受賞作

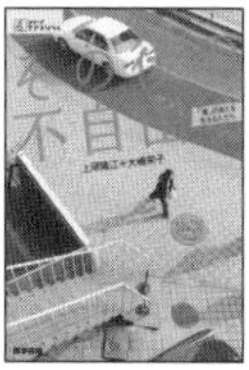

その後の不自由●上岡陽江+大嶋栄子● 2000円●〝ちょっと寂しい〟がちょうどいい——トラウマティックな事件があった後も、専門家がやって来て去っていった後も、当事者たちの生は続く。しかし彼らはなぜ「日常」そのものにつまずいてしまうのか。なぜ援助者を振り回してしまうのか。そんな「不思議な人たち」の生態を、薬物依存の当事者が身を削って書き記した当事者研究の最前線!

第 2 回日本医学
ジャーナリスト協会賞
受賞作

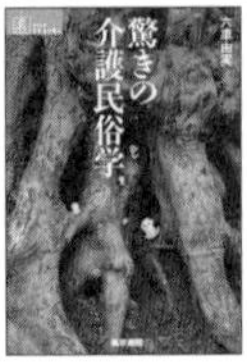

驚きの介護民俗学●六車由実●2000 円●語りの森へ——気鋭の民俗学者は、あるとき大学をやめ、老人ホームで働きはじめる。そこで流しのバイオリン弾き、蚕の鑑別嬢、郵便局の電話交換手ら、「忘れられた日本人」たちの語りに身を委ねていると、やがて新しい世界が開けてきた……。「事実を聞く」という行為がなぜ人を力づけるのか。聞き書きの圧倒的な可能性を活写し、高齢者ケアを革新する。

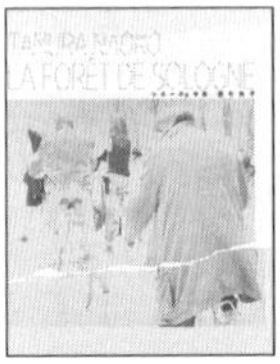

ソローニュの森●田村尚子●2600 円●ケアの感触、曖昧な日常——思想家ガタリが終生関ったことで知られるラ・ボルド精神病院。一人の日本人女性の震える眼が掬い取ったのは、「フランスのべてるの家」ともいうべき、患者とスタッフの間を流れる緩やかな時間だった。ルポやドキュメンタリーとは一線を画した、ページをめくるたびに深呼吸ができる写真とエッセイ。B5 変型版。

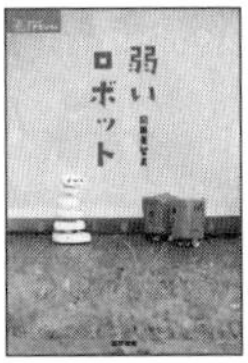

弱いロボット●岡田美智男●2000 円●とりあえずの一歩を支えるために——挨拶をしたり、おしゃべりをしたり、散歩をしたり。そんな「なにげない行為」ができるロボットは作れるか？　この難題に著者は、ちょっと無責任で他力本願なロボットを提案する。日常生活動作を規定している「賭けと受け」の関係を明るみに出し、ケアをすることの意味を深いところで肯定してくれる異色作！

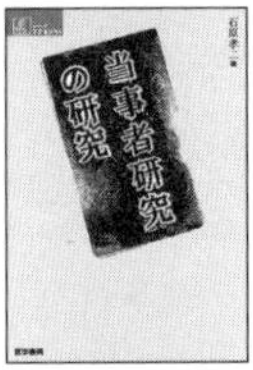

当事者研究の研究●石原孝二編●2000 円●で、当事者研究って何だ?——専門職・研究者の間でも一般名称として使われるようになってきた当事者研究。それは、客観性を装った「科学研究」とも違うし、切々たる「自分語り」とも違うし、勇ましい「運動」とも違う。本書は哲学や教育学、あるいは科学論と交差させながら、“自分の問題を他人事のように扱う”当事者研究の圧倒的な感染力の秘密を探る。

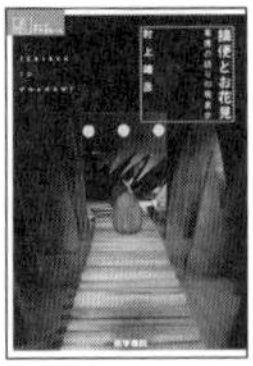

摘便とお花見：看護の語りの現象学●村上靖彦●2000 円●とるにたらない日常を、看護師はなぜ目に焼き付けようとするのか——看護という「人間の可能性の限界」を拡張する営みに吸い寄せられた気鋭の現象学者は、共感あふれるインタビューと冷徹な分析によって、その不思議な時間構造をあぶり出した。巻末には圧倒的なインタビュー論を付す。看護行為の言語化に資する驚愕の一冊。

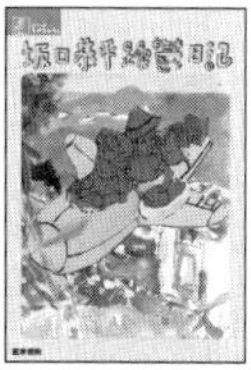

坂口恭平躁鬱日記●坂口恭平●1800 円●僕は治ることを諦めて、「坂口恭平」を操縦することにした。家族とともに。——マスコミを席巻するきらびやかな才能の奔出は、「躁」のなせる業でもある。「鬱」期には強固な自殺願望に苛まれ外出もおぼつかない。この病に悩まされてきた著者は、あるとき「治療から操縦へ」という方針に転換した。その成果やいかに！　涙と笑いと感動の当事者研究。

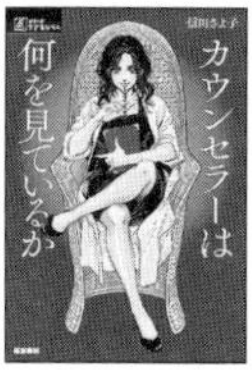

カウンセラーは何を見ているか●信田さよ子●2000 円●傾聴？ ふっ。——「聞く力」はもちろん大切。しかしプロなら、あたかも素人のように好奇心を全開にして、相手を見る。そうでなければ〈強制〉と〈自己選択〉を両立させることはできない。若き日の精神科病院体験を経て、開業カウンセラーの第一人者になった著者が、「見て、聞いて、引き受けて、踏み込む」ノウハウを一挙公開！

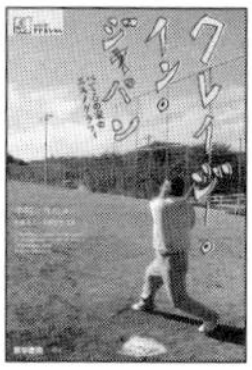

クレイジー・イン・ジャパン：べてるの家のエスノグラフィ●中村かれん●2200 円●日本の端の、世界の真ん中。——インドネシアで生まれ、オーストラリアで育ち、イェール大学で教える医療人類学者が、べてるの家に辿り着いた。7 か月以上にも及ぶ住み込み。10 年近くにわたって断続的に行われたフィールドワーク。べてるの「感動」と「変貌」を、かつてない文脈で発見した傑作エスノグラフィ。付録 DVD「Bethel」は必見の名作！

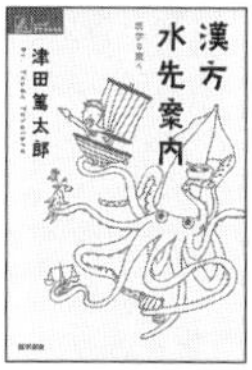

漢方水先案内：医学の東へ●津田篤太郎●2000 円●漢方ならなんとかなるんじゃないか?—— 原因がはっきりせず成果もあがらない「ベタなぎ漂流」に追い込まれたらどうするか。病気に対抗する生体のパターンは決まっているならば、「生体をアシスト」という方法があるじゃないか！　万策尽きた最先端の臨床医がたどり着いたのは、キュアとケアの合流地点だった。それが漢方。

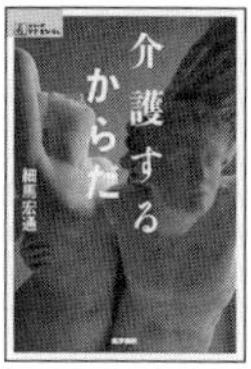

介護するからだ●細馬宏通●2000 円●あの人はなぜ「できる」のか?—— 目利きで知られる人間行動学者が、ベテランワーカーの神対応をビデオで分析してみると……、そこには言語以前に〝かしこい身体〟があった！　ケアの現場が、ありえないほど複雑な相互作用の場であることが分かる「驚き」と「発見」の書。マニュアルがなぜ現場で役に立たないのか、そしてどうすればうまく行くのかがよーく分かります。

第 16 回小林秀雄賞受賞作
紀伊國屋じんぶん大賞 2018 受賞作

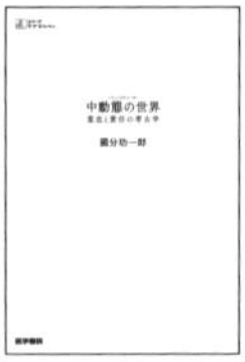

中動態の世界：意志と責任の考古学●國分功一郎●2000 円●「する」と「される」の外側へ――強制はないが自発的でもなく、自発的ではないが同意している。こうした事態はなぜ言葉にしにくいのか？ なぜそれが「曖昧」にしか感じられないのか？ 語る言葉がないからか？ それ以前に、私たちの思考を条件付けている「文法」の問題なのか？ ケア論にかつてないパースペクティヴを切り開く画期的論考！

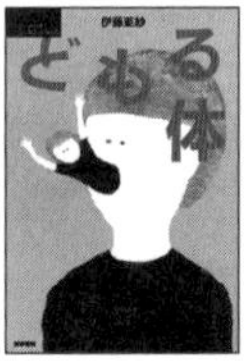

どもる体●伊藤亜紗●2000 円●しゃべれるほうが、変。――話そうとすると最初の言葉を繰り返してしまう（＝連発という名のバグ）。それを避けようとすると言葉自体が出なくなる（＝難発という名のフリーズ）。吃音とは、言葉が肉体に拒否されている状態だ。しかし、なぜ歌っているときにはどもらないのか？ 徹底した観察とインタビューで吃音という「謎」に迫った、誰も見たことのない身体論！

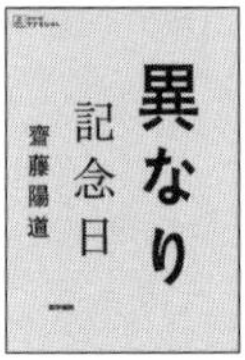

異なり記念日●齋藤陽道●2000 円●手と目で「看る」とはどういうことか――「聞こえる家族」に生まれたろう者の僕と、「ろう家族」に生まれたろう者の妻。ふたりの間に、聞こえる子どもがやってきた。身体と文化を異にする 3 人は、言葉の前にまなざしを交わし、慰めの前に手触りを送る。見る、聞く、話す、触れることの〈歓び〉とともに。ケアが発生する現場からの感動的な実況報告。

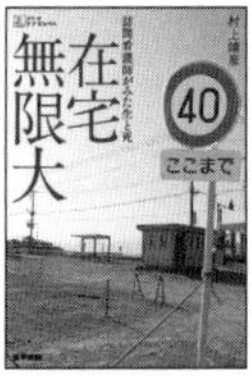

在宅無限大：訪問看護師がみた生と死●村上靖彦●2000 円●「普通に死ぬ」を再発明する――病院によって大きく変えられた「死」は、いま再びその姿を変えている。先端医療が組み込まれた「家」という未曾有の環境のなかで、訪問看護師たちが地道に「再発明」したものなのだ。著者は並外れた知的肺活量で、訪問看護師の語りを生け捕りにし、看護が本来持っているポテンシャルを言語化する。

第 19 回大佛次郎論壇賞受賞作
紀伊國屋じんぶん大賞 2020 受賞作

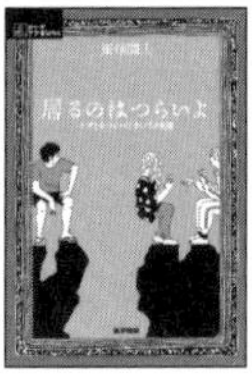

居るのはつらいよ：ケアとセラピーについての覚書●東畑開人●2000 円●「ただ居るだけ」vs.「それでいいのか」――京大出の心理学ハカセは悪戦苦闘の職探しの末、沖縄の精神科デイケア施設に職を得た。しかし勇躍飛び込んだそこは、あらゆる価値が反転する「ふしぎの国」だった。ケアとセラピーの価値について究極まで考え抜かれた、涙あり笑いあり出血（！）ありの大感動スペクタル学術書！

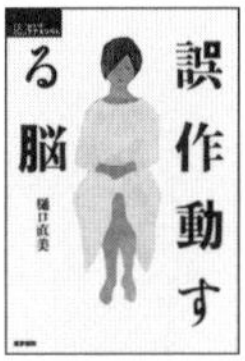

誤作動する脳●樋口直美●2000円●「時間という一本のロープにたくさんの写真がぶら下がっている。それをたぐり寄せて思い出をつかもうとしても、私にはそのロープがない」――ケアの拠り所となるのは、体験した世界を正確に表現したこうした言葉ではないだろうか。「レビー小体型認知症」と診断された女性が、幻視、幻臭、幻聴など五感の変調を抱えながら達成した圧倒的な当事者研究！

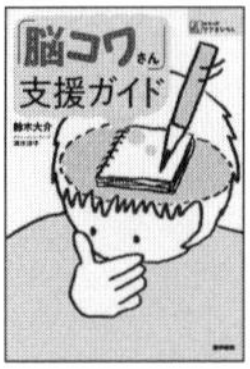

「脳コワさん」支援ガイド●鈴木大介●2000円●脳がコワれたら、「困りごと」はみな同じ。――会話がうまくできない、雑踏が歩けない、突然キレる、すぐに疲れる……。病名や受傷経緯は違っていても結局みんな「脳の情報処理」で苦しんでいる。だから脳を「楽」にすることが日常を取り戻す第一歩だ。疾患を超えた「困りごと」に着目する当事者学が花開く、読んで納得の超実践的ガイド！

第9回日本医学ジャーナリスト協会賞受賞作

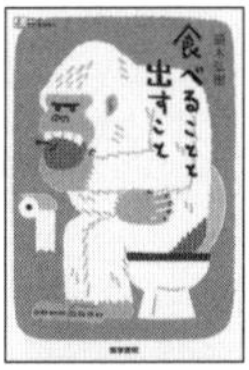

食べることと出すこと●頭木弘樹●2000円●食べて出せればOKだ！（けど、それが難しい……。）――潰瘍性大腸炎という難病に襲われた著者は、食事と排泄という「当たり前」が当たり前でなくなった。IVHでも癒やせない顎や舌の飢餓感とは？　便の海に茫然と立っているときに、看護師から雑巾を手渡されたときの気分は？　切実さの狭間に漂う不思議なユーモアが、何が「ケア」なのかを教えてくれる。

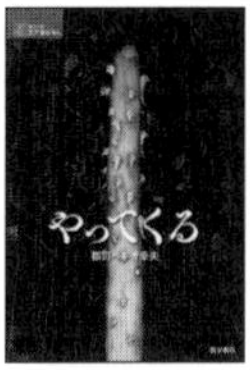

やってくる●郡司ペギオ幸夫●2000円●「日常」というアメイジング！――私たちの「現実」は、外部からやってくるものによってギリギリ実現されている。だから日々の生活は、何かを為すためのスタート地点ではない。それこそが奇跡的な達成であり、体を張って実現すべきものなんだ！　ケアという「小さき行為」の奥底に眠る過激な思想を、素手で取り出してみせる圧倒的な知性。

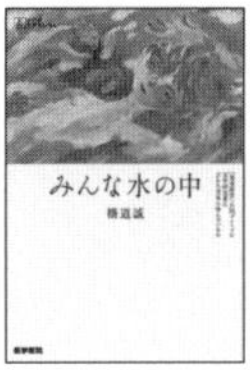

みんな水の中●横道 誠●2000円●脳の多様性とはこのことか！――ASD（自閉スペクトラム症）とADHD（注意欠如・多動症）と診断された大学教員は、彼を取り囲む世界の不思議を語りはじめた。何もかもがゆらめき、ぼんやりとしか聞こえない水の中で、〈地獄行きのタイムマシン〉に乗せられる。そんな彼を救ってくれたのは文学と芸術、そして仲間だった。赤裸々、かつちょっと乗り切れないユーモアの日々。

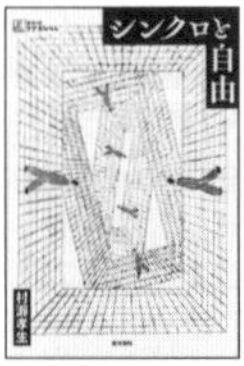

シンクロと自由●村瀬孝生●2000円●介護現場から「自由」を更新する――「こんな老人ホームなら入りたい!」と熱い反響を呼んだNHK番組「よりあいの森 老いに沿う」。その施設長が綴る、自由と不自由の織りなす不思議な物語。しなやかなエピソードに浸っているだけなのに、気づくと温かい涙が流れている。万策尽きて途方に暮れているのに、希望が勝手にやってくる。

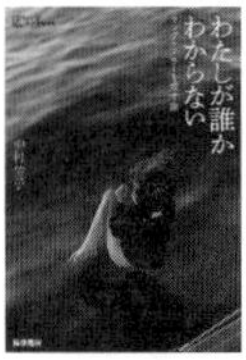

わたしが誰かわからない:ヤングケアラーを探す旅●中村佑子●2000円●ケア的主体をめぐる冒険的セルフドキュメント!――ヤングケアラーとは、世界をどのように感受している人なのか。取材はいつの間にか、自らの記憶をたぐり寄せる旅に変わっていた。「あらかじめ固まることを禁じられ、自他の境界を横断してしまう人」として、著者はふたたび祈るように書きはじめた。

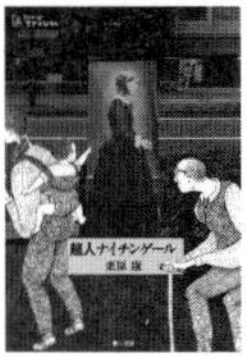

超人ナイチンゲール●栗原 康●2000円●誰も知らなかったナイチンゲールに、あなたは出会うだろう――鬼才文人アナキストが、かつてないナイチンゲール伝を語り出した。それは聖女でもなく合理主義者でもなく、「近代的個人」の設定をやすやすと超える人だった。「永遠の今」を生きる人だった。救うものが救われて、救われたものが救っていく。そう、看護は魂にふれる革命なのだ。